埼玉医科大学超人気健康セミナーシリーズ

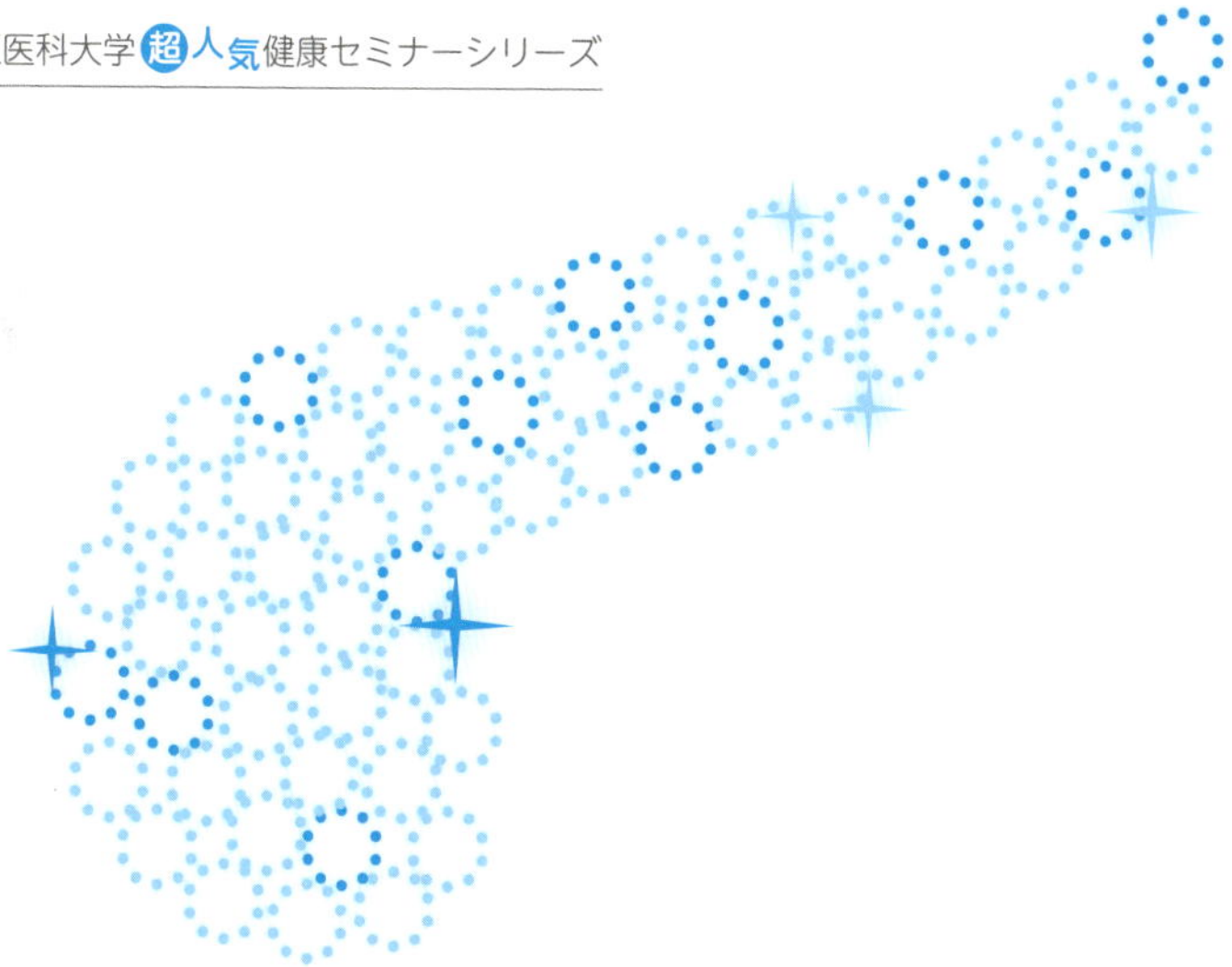

膵臓の病気の早期発見・早期治療

“暗黒の臓器”のこと少し気にかけてみませんか

良沢昭銘　岡本光順

ライフサイエンス出版

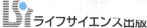

本書は、2017年12月9日に開催された埼玉医科大学市民公開講座
「すい臓の病気」の内容を再編集したものです。

はじめに――「膵臓」と「膵臓の病気」

膵臓は異常が見つかりにくく治療が難しいため「暗黒の臓器」と呼ばれていま す。胃や腸などと違って普段は何も症状を起こさないので認知度は低いですが、膵臓は血糖のコントロールをしてくれるホルモンを分泌し、炭水化物、蛋白質、脂肪などの食べ物を消化するのに必要な消化酵素などを含んだ膵液を分泌する非常に重要な役割を果たしています。

膵臓の腫瘍というと悪性腫瘍で死亡率の高いがんとして膵臓がん（膵がん）がよく知られていますが、膵がんと並び、嚢胞性膵腫瘍というのをよく耳にするようになりました。検診や人間ドック、あるいは別の病気の診断で、超音波、ＣＴ、ＭＲＩ検査などを受け、偶然発見されることが多いからです。発見されて心配されると思いますが、嚢胞性膵腫瘍にも良性と悪性化していくタイプがあり、専門施設で精査をすることが重要です。

膵臓の病気のなかには、脂肪分の多い食事やアルコールを飲みすぎた後に突然みぞおちや背中に強い痛みを起こす急性膵炎という病気があり、胆石をもった人にも起こりやすいようです。膵臓の炎症が持続して起こる慢性膵炎もあり、急性・慢性膵炎ともに年々増加しています。膵炎の原因はアルコールや高脂肪食であり、膵がんは糖尿病の人は糖尿病でない人に比べリスクは高く、生活習慣との関連も示されています。

今回の市民公開講座では、膵臓に焦点をあて、胆嚢・膵臓に高度内視鏡技術をもつ消化器内科の良沢昭銘先生と日本肝胆膵外科学会高度技能指導医で消化器外科の岡本光順先生に講演していただきました。診断機器も日々進化し、診断や治療においては関連学会などでガイドライン、規約指針が頻繁に見直されています。すべての病気は、早期発見・早期治療が鍵になります。膵がんは発見しにくいと言われていますが、検診などで早期発見できれば手術対応できるものも多くなり、他のがんと同様に死亡率低下が将来見込まれることでしょう。膵臓の病気の特徴や膵腫瘍の検査・診断法、手術法、治療法および治療時の留意点など、ご参考になれば幸いです。

埼玉医科大学市民公開講座　運営委員長　三村　俊英

運営委員　町田　早苗

目次

第3章 膵臓の病気① ―― 膵炎〔良沢〕 41

●おもな略語一覧●

CT	Computed Tomography（コンピュータ断層撮影法）
3D-CT	Three Dimensional CT（三次元CT）
MRI	Magnetic Resonance Imaging（磁気共鳴画像）
PET/CT	Positron Emission Tomography/ Computed Tomography （陽電子放出断層/コンピュータ断層複合撮影法）
FDG	fluorodeoxyglucose（グルコースの放射性同位元素）
SRS	Somatostatin Receptor Scintigraphy （ソマトスタチン受容体シンチグラフィ）
EUS	Endoscopic Ultrasound（超音波内視鏡）
EUS-FNA	Endoscopic Ultrasound-guided-Fine Needle Aspiration（超音波内視鏡下穿刺吸引法）
EPST	Endoscopic Pancreatic Sphincterotomy 内視鏡的膵管口切開術
EPS	Endoscopic Pancreatic Stenting （内視鏡的膵管ステント留置術）
ESWL	Extracorporeal Shock Wave Lithotripsy （体外衝撃波結石破砕装置）
IPMN	Intraductal Papillary Mucinous Neoplasm （膵管内乳頭粘液性腫瘍）
AGA	American Gastroenterological Association （米国消化器学会）
MCN	Mucinous Cystic Neoplasm（粘液性嚢胞腫瘍）
SCN	Serous Cystic Neoplasm（漿液性嚢胞腫瘍）
SPN	Solid-Pseudopapillary Neoplasm
NET	Neuroendocrine Tumor（神経内分泌腫瘍）
ICU	Intensive Care Unit（集中治療室）
IVR	Interventional Radiology（画像下治療）
DGE	Delayed Gastric Emptying（遅延性胃内容排泄遅延）

（初出順）

第1章

膵臓の役割

1 膵臓の位置――胃・十二指腸の裏側

小さくて症状の出にくい臓器

「五臓六腑」という言葉を耳にしますが、五臓とは「心臓」「肺臓」「脾臓」「肝臓」「腎臓」で、膵臓は含まれていません。また、六腑とは「小腸」「大腸」「胃」「胆」「膀胱」と「三焦」です。「三焦」という何だかわからないものは入っているのに、やはり膵臓は入っていません。人体解剖図をみても、膵臓が載っていないことが多いようです。ちなみに三焦とは、伝統中国医学で六腑に入り、働きだけがあってカタチがないとされるリンパ管のことです。

膵臓は身体の中央にある、長さ15〜20㎝、太さ約2㎝の臓器です。背骨を後ろにすると、胃のちょうど裏側、十二指腸に取り囲まれているところにあり、膵臓の右側には肝臓があります（図1左）。図1右の断層写真は、膵臓が身体の中央にあることをよく現しています。

膵臓は「暗黒の臓器」とよばれています。ご存じのとおり、膵がんは非常に治りが悪く、膵がんと告知されると「もうお仕舞いだ」と思われる人もいるかもしれません。それは、小さな臓器で症状が出にくいため、早期発見が困難だからです。そのあたりが、現在の医療において大きな課題とされています。ただ、検査法は日々進歩し、健康診断で膵臓の病気が発見される場合もあります。無症状だからと放置しないよう、膵臓の病気について、知っておきましょう。

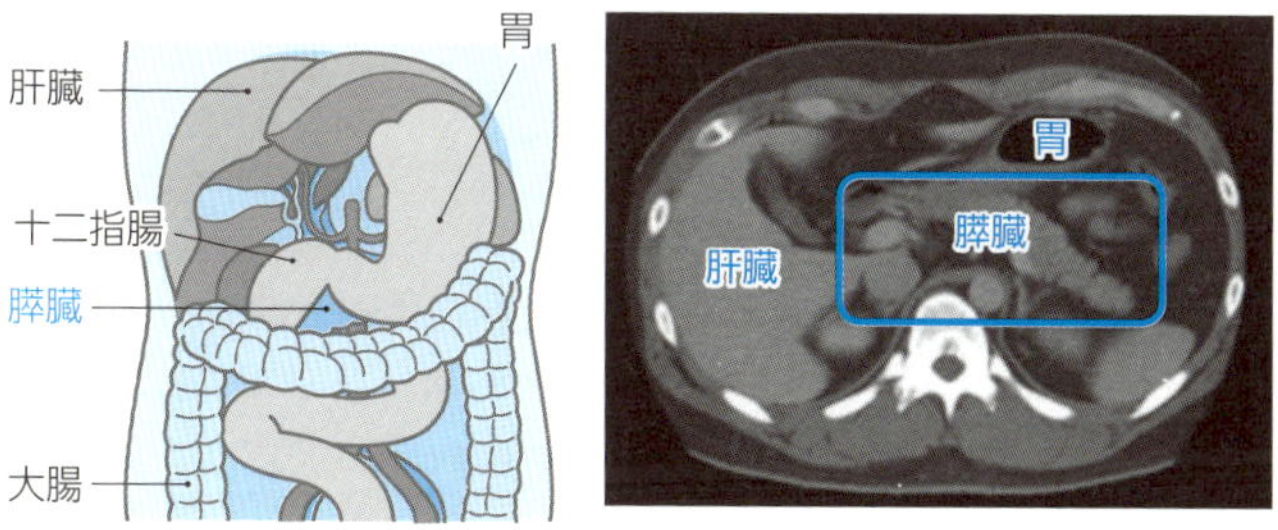

図1　膵臓の位置
仰向けを足のほうからみると（右：CT画像）、肝臓が左にみえます

コラム

膵臓の部位

膵臓は、図2のように、膵頭部、膵体部、膵尾部の三つに分けられます。

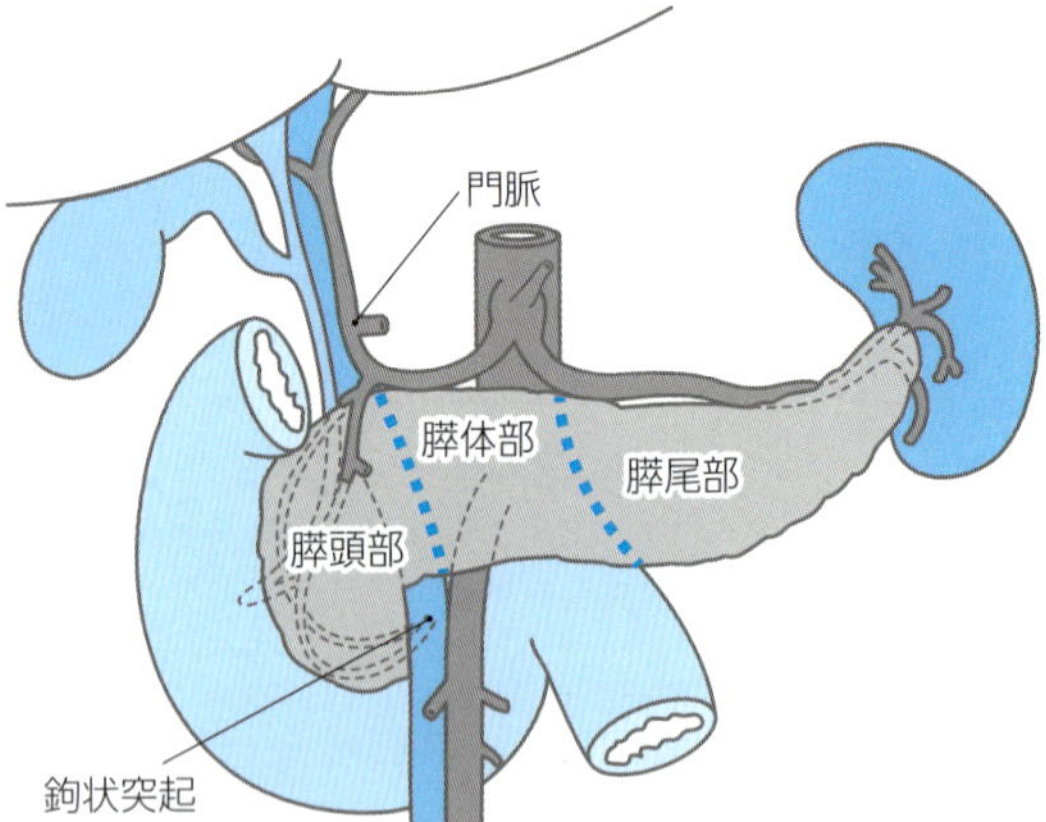

膵頭部と膵体部の境界は上腸間膜静脈・門脈の左側縁とする。
膵体部と膵尾部の境界は大動脈の左縁とする。
膵頭部（上腸管膜静脈・門脈の前面）と鉤状突起は膵頭部に含める。

図2　膵臓の部位（portion）

手術の難易度が高い臓器

日常生活でも、胃や大腸と違って、膵臓は「ここにある」となかなか実感できません。外科治療では、膵臓が位置的に複雑な場所にあることが問題になります。膵臓には十二指腸がへばりついていますし、その周囲には肝臓のほうに向かう動脈や静脈（門脈）が入り乱れています（図3）。

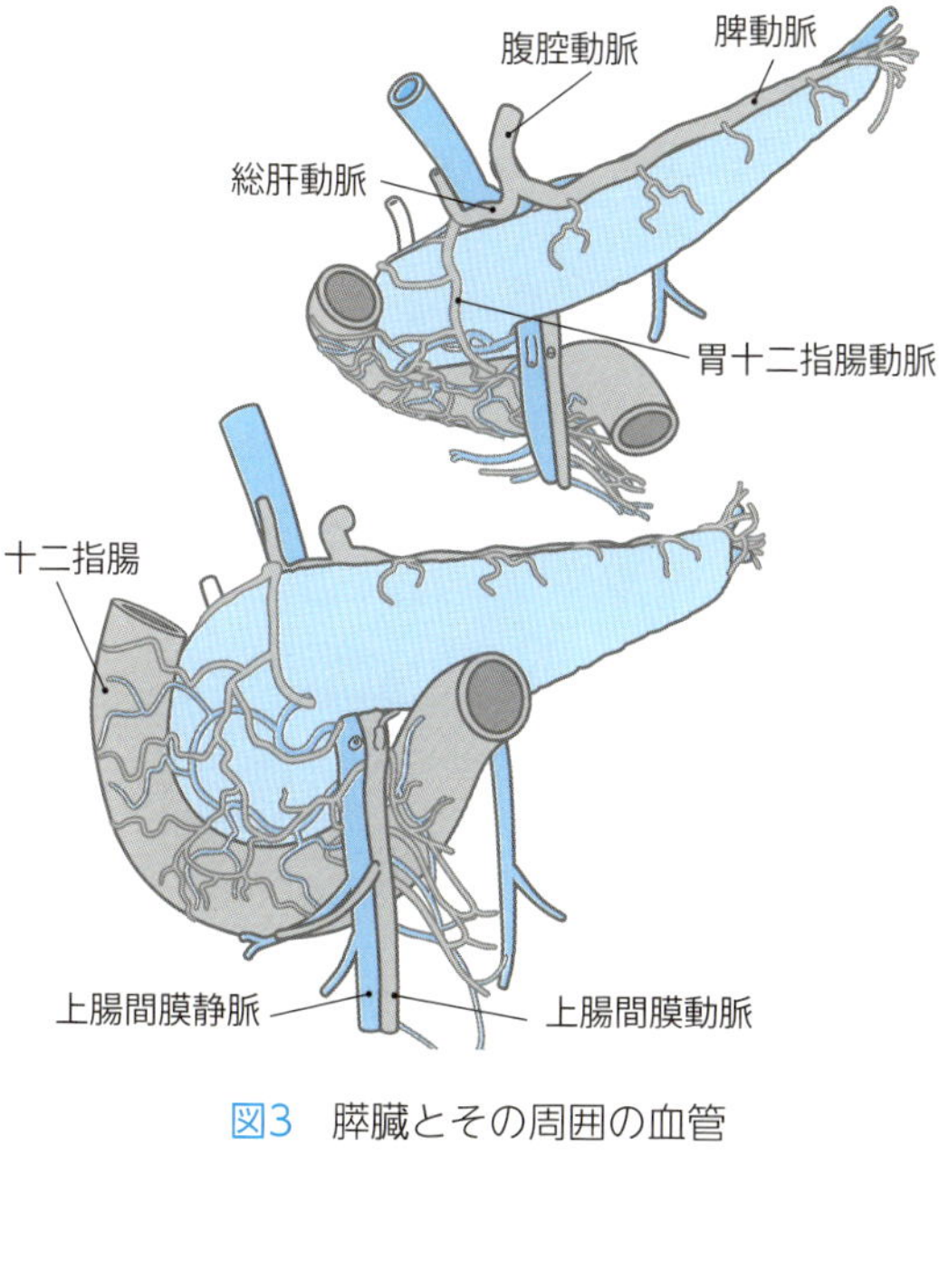

図3　膵臓とその周囲の血管

そのため、簡単に「ここに悪いものができたから切除しましょう」というわけにはいきません。なぜなら、周囲の臓器にも直接関わってくるので、どうしても手術の難易度が高くなってしまうからです。

また、膵臓には中央に主膵管が走っています（図4）。図4では比較的太くみえますが、手術時に膵管がみえないことも多く、膵管を探すのに時間がかかることがあります。膵がんの多くは膵管にできた膵管がんです。

後述しますが、膵管中には消化力の強い膵液が流れていますので、膵液が漏れたりすると種々の問題が起こります。

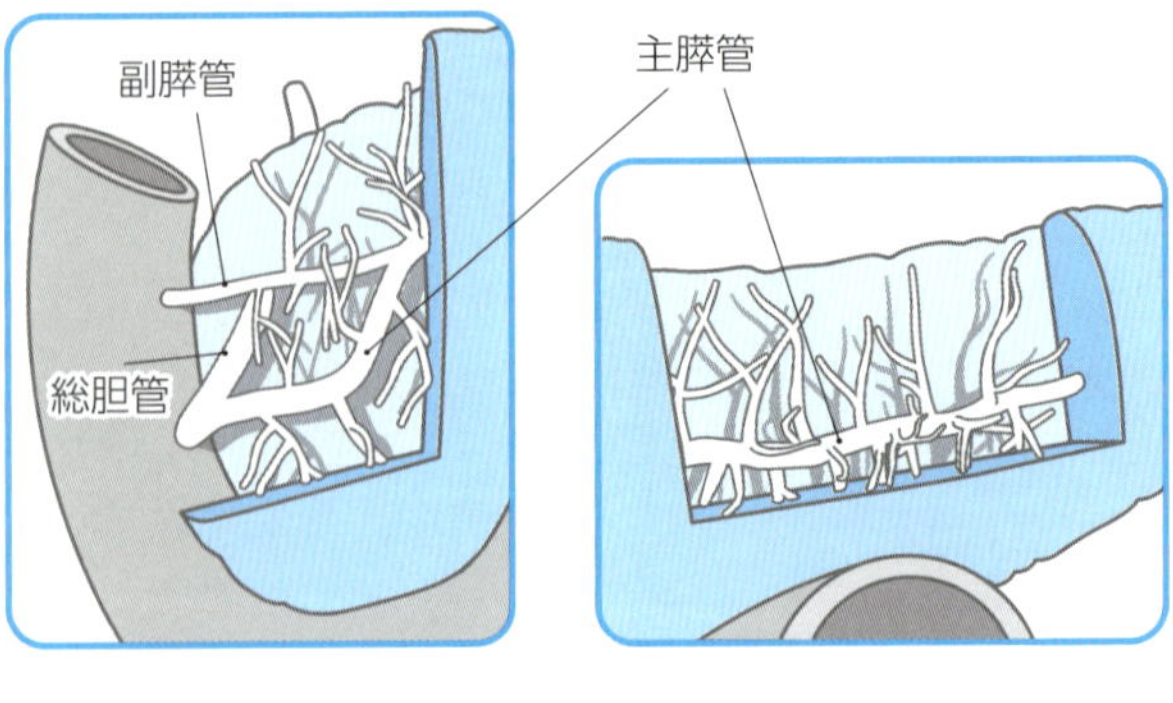

図4　膵臓内の主膵管と副膵管（左：膵頭部、右：膵体部）

2 膵臓の働き——外分泌機能と内分泌機能

腺房細胞とランゲルハンス細胞

膵臓には、外分泌機能と内分泌機能という二つの働きがあります。

外分泌機能とは、膵臓内の「腺房細胞」で消化液である膵液がつくられることです。膵液は主膵管や副膵管を通って十二指腸乳頭（図5）から分泌され、そこで食物と混ざり合って消化を助けます。

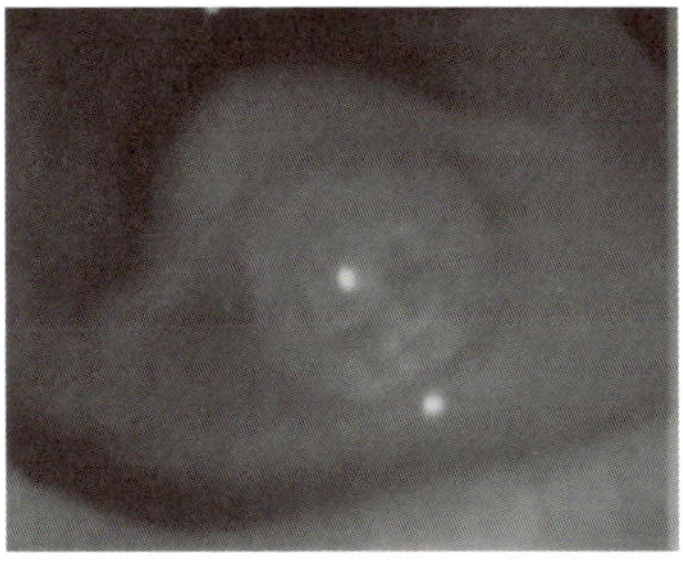

図5　膵液や胆汁が出る十二指腸乳頭

内分泌機能とは、膵臓内の「ランゲルハンス細胞」で、血糖を調節するホルモンがつくられることです。これは、直接血管内に入って、作用します。

ランゲルハンス細胞にある「α細胞」からは「グルカゴン」、「β細胞」からは「インスリン」というホルモンが分泌され、血糖値を上げたり下げたり調節してします。これらのバランスをとる「ソマトスタチン」というホルモンは、「δ細胞」から分泌されます（図6）。膵臓を全摘、つまり膵臓全体を切除した人は、血糖の調節ができなくなり、血糖値を下げるためにインスリン注射が必要になります。

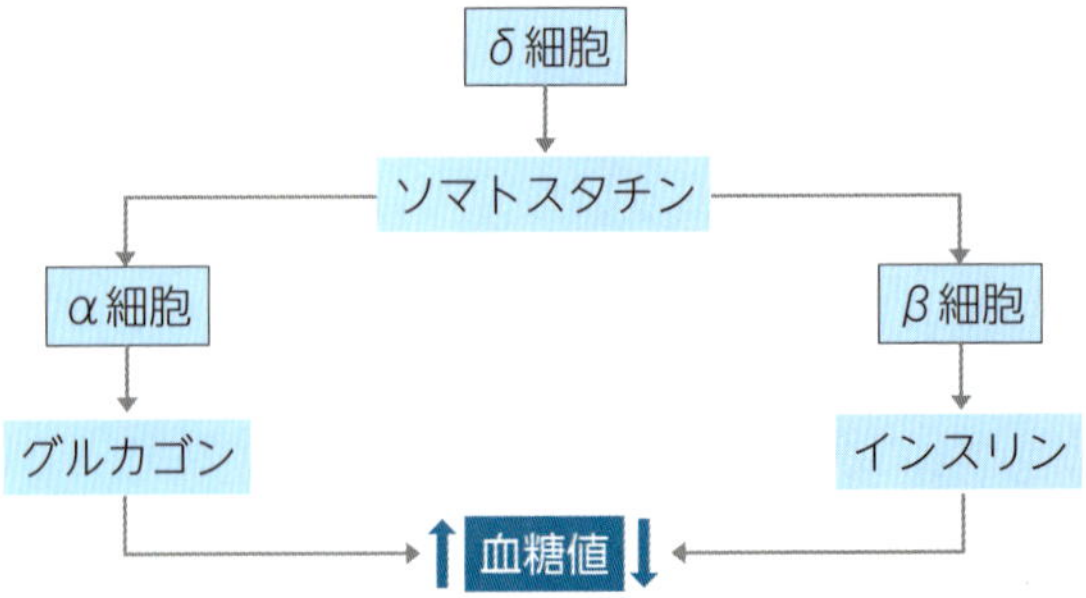

図6　内分泌機能：膵臓から分泌されるホルモンによる血糖値の調節

消化液の産生とインスリンの産生

膵臓の主な働きは、繰り返しますが、消化液をつくる働き、インスリンなどのホルモンをつくる働きという二つです。

膵臓で産生される消化液には多数の種類があります。膵液は、蛋白質を分解する酵素（蛋白分解酵素）、脂肪を分解する酵素（脂肪分解酵素）、糖を分解する酵素（糖分解酵素）など、20種類以上の消化酵素を含む消化液で、膵臓内の主膵管と副膵管を通って、十二指腸乳頭から十二指腸に出ます。胃中に入った食物は、十二指腸で膵液と混ざり合って消化されていきます。

また、膵臓は、インスリンを産生して血糖値を調節しています。これらの働きが弱ってくると糖尿病になり、場合によってはインスリン注射が必要となります。

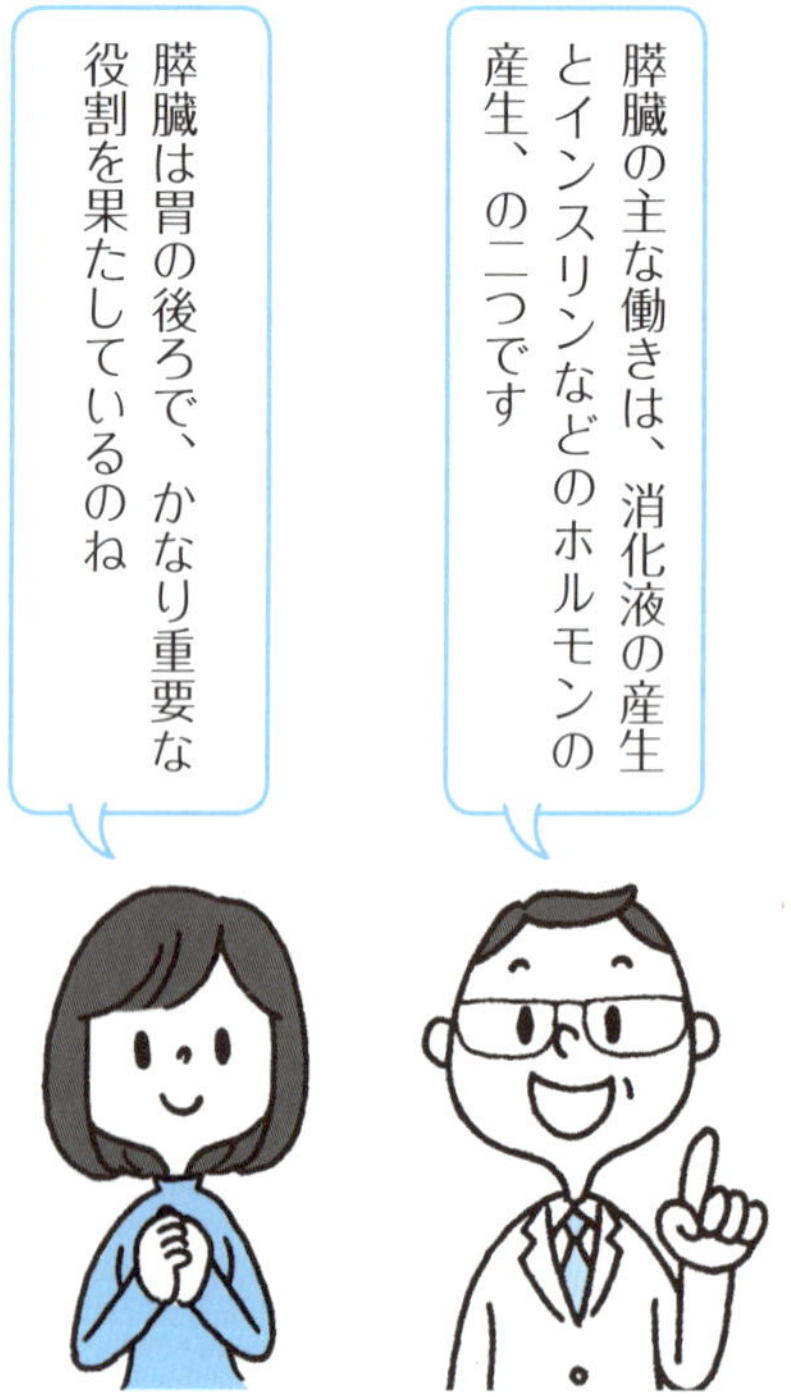
膵臓の主な働きは、消化液の産生とインスリンなどのホルモンの産生、の二つです
膵臓は胃の後ろで、かなり重要な役割を果たしているのね

第2章

膵臓の検査

膵臓の特徴は、胃の裏側にあり、病気の種類がたいへん多いことです。検査機器は時々刻々進歩していますが、完全な検査法はまだなく、さまざまな検査法を組み合わせて診断しなければなりません。医師はそれぞれの検査法の利点・欠点を理解する必要があり、受診者は、多数の検査を受けるために何回も来院しなければならなかったり、検査入院をすることになったりと、不便が多いと思います。それだけ膵臓の病気の診断は難しいと理解してください。膵臓の病気には、膵炎（急性・慢性）と膵腫瘍があります。そして、膵腫瘍は、悪性の膵がんとそれ以外の腫瘍に分けられます。

さまざまな検査によって的確な診断を行い、治療方針に結びつけていくことが重要なのです。膵臓の病気を診断するために使用される検査法を紹介しましょう。

1 CT（コンピュータ断層撮影法）

近年、CT画像を目にすることが多くなりました。初診の多くの患者さんがCT画像を持参されます。CTにより臓器をさまざまな角度から撮影して、画像を立体的に組み合わせることにより、三次元的に理解することもできます（図7、8）。造影CTとは、画像を鮮明にするため、特殊な薬剤、造影剤を使用する検査法です。

CTの性能はこの数年でかなり進歩し、非常に細かいところまで描出することができます。また、現在のCTは、以前のように血管に造影剤を直接注入して撮影する「血管造影」を行わなくても、鮮明な画像が得られるようになっています。

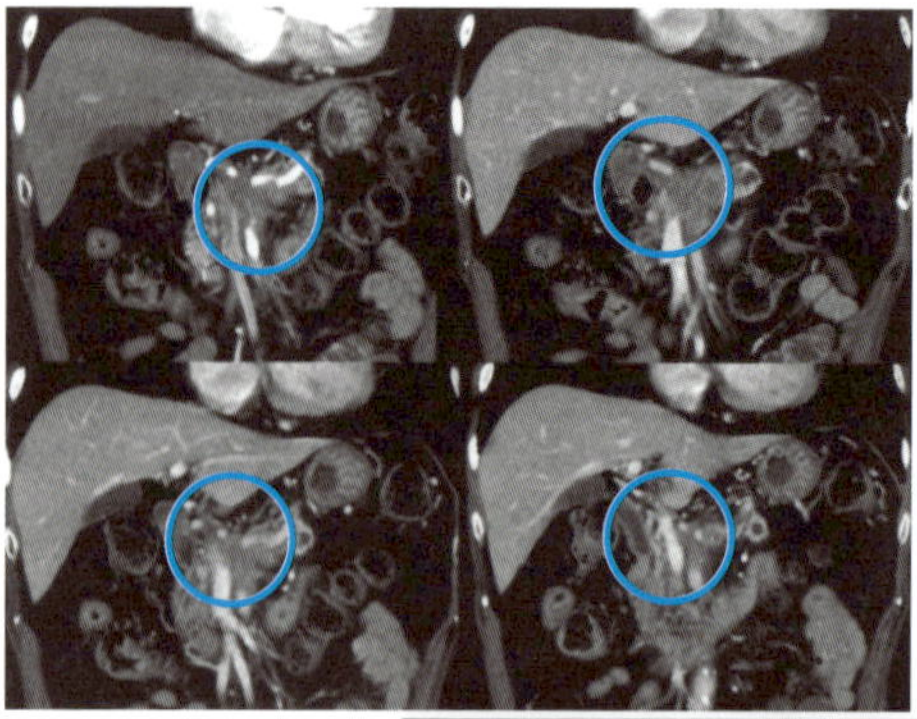

図7
造影CTの画像：身体を横に切った画像（右下）と縦に切った画像（左上）

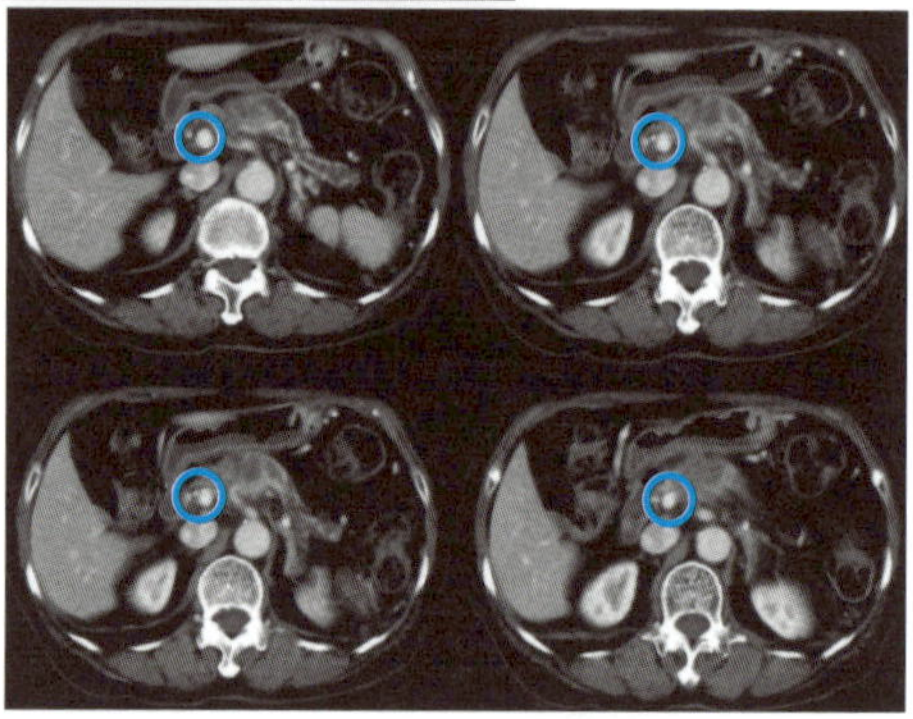

膵臓の頭部に腫瘍があることがわかる

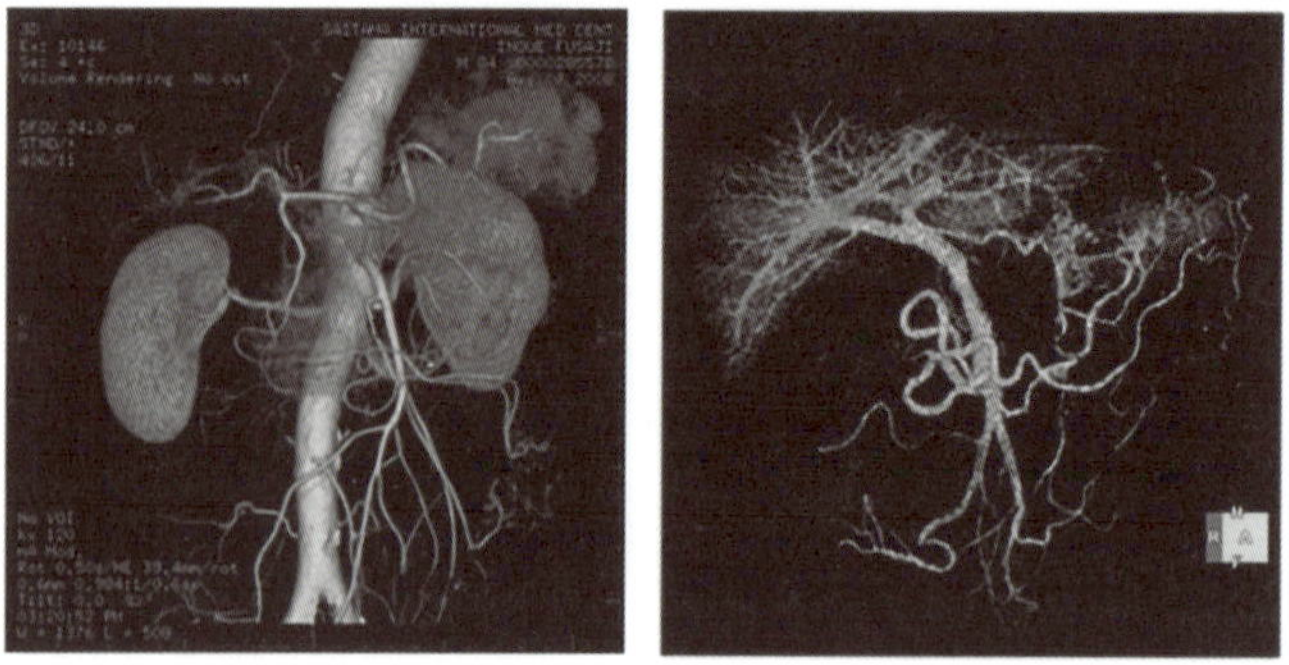

図8　3D-CT血管造影の画像（3D-CT：three dimensional CT）

2 MRI（磁気共鳴画像）

MRIでは、膵臓内の膵管だけを撮影することができます（図9）。膵液や胆汁という液体成分を特に描出する方法で、膵臓や胆嚢の病気を発見するのに役立ちます。

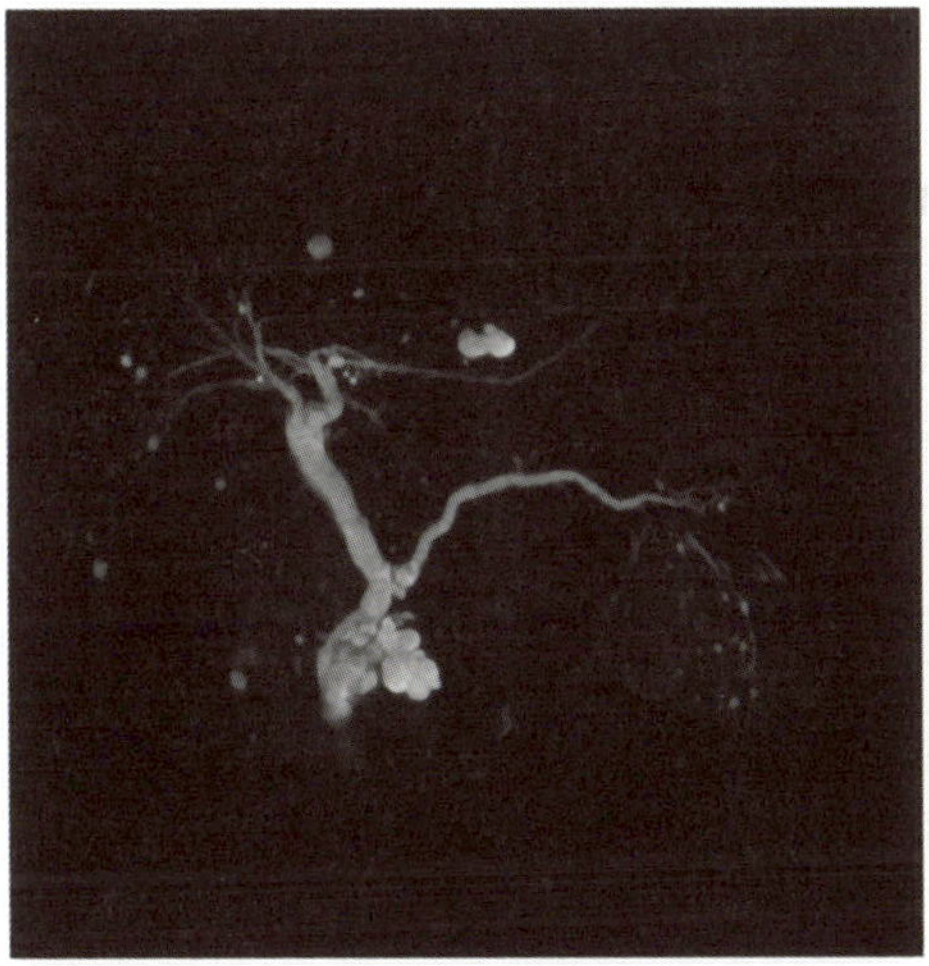

図9　MRIの画像

3 PET／CT（陽電子放出断層／コンピュータ断層複合撮影法）

PETは、「PETによりすべてのがんがみつかる」といったように、一時マスコミでかなりの話題になりましたので、耳にしたことがある人も多いと思います。PET／CTとは、PETとCTの画像を同時に撮影できる機器です（図10）。CTでは、部位を絞って形などの異常を知ることができます。一方PETは、全身を一度に検査でき、特別な薬剤を使用して代謝といった機能を確認することもできます。

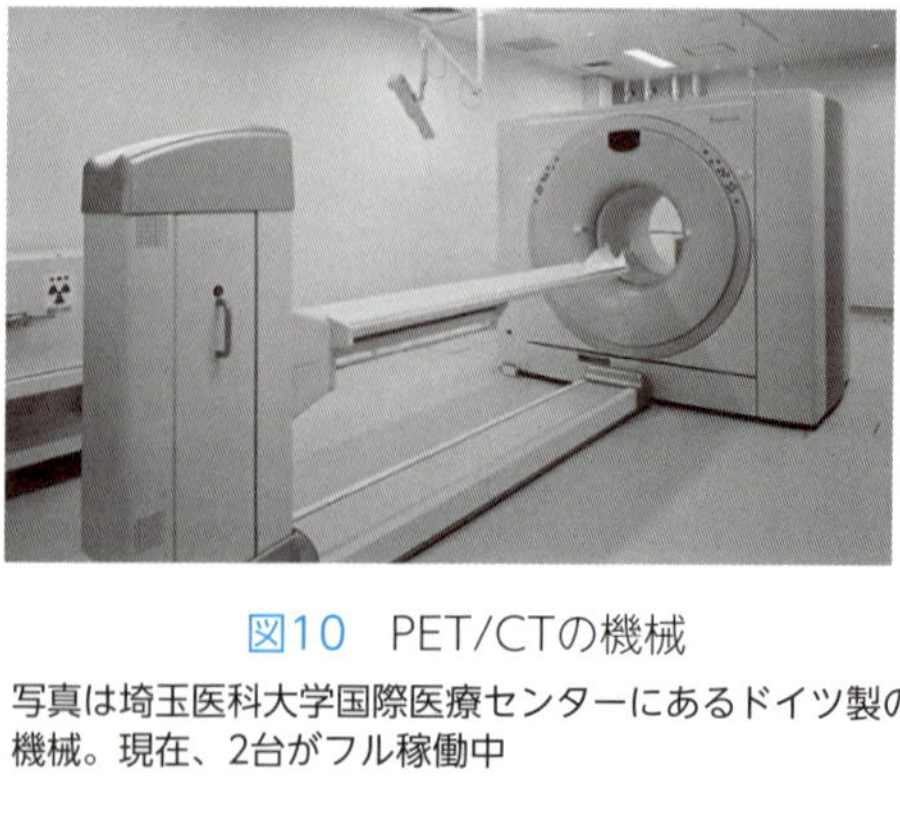

図10　PET/CTの機械

写真は埼玉医科大学国際医療センターにあるドイツ製の機械。現在、2台がフル稼働中現在、ＰＥＴでもっとも多く使用されている薬剤はＦＤＧ（fluorodeoxyglucose）です。その薬剤がどこの細胞にどのくらい溜まるかを、画像から判断しています。その理由は、がん細胞は糖（グルコース）の代謝が非常に亢進しているとされ、グルコースに似たＦＤＧの溜まり具合でどの程度亢進しているかがわかるからです。このＦＤＧはグルコースの放射性同位元素で、グルコースの水酸基の１つがフッ素に置き換わったものなので、グルコース同様、ＦＤＧもがん細胞内に取り込まれます。ただ、グルコースは代謝により分解されますが、ＦＤＧは分解される代わりにがん細胞内に蓄積されていきます。大量に溜まるのは、がん細胞の働きが活発であることを示しています。

われわれにとってＰＥＴの登場は画期的で、とても意義のあることでした。それ以降、①手術前に「これはがんである」と確信できる、②手術前の１回の検査でがん転移の有無がわかる、③病気の今後の見通し（予後）を評価できる、④診断の質が均一化される、といったＰＥＴの利点を享受できるようになったからです。

膵臓は、胃や大腸とは異なり、手術前に内視鏡（胃カメラ）でみながら組織を少し採取して、顕微鏡で本当にがんかどうか確認すること（生検）が困難です。そのため、PET導入以前は、手術後に組織検査を行い「良性だったね。よかったね」と安堵することが少なくありませんでした。また、以前はがん転移を検査するために、骨のシンチグラム、胸部CT、頭部CTなど、多くの検査を併用して行わなければなりませんでした。

さらに、PETは腫瘍の活動度（悪性度）を色の染まり具合として数値で表現できるので、数値が大きいほど予後が悪いのではないか、と想定できるようになりました。患者さんは手術で非常に痛い思いをしたのに、たとえば3か月で再発してしまったら、他の治療法を選択したほうがよかったのかなと後悔するでしょう。手術前に再発時期、予後を予測できれば、そのようなことを避けられます。そして、大きな特徴は、PETはデジタル化・ビジュアル化されていて、わかりやすい検査法であるため、質が均一化された診断が可能になったことです（図11）。

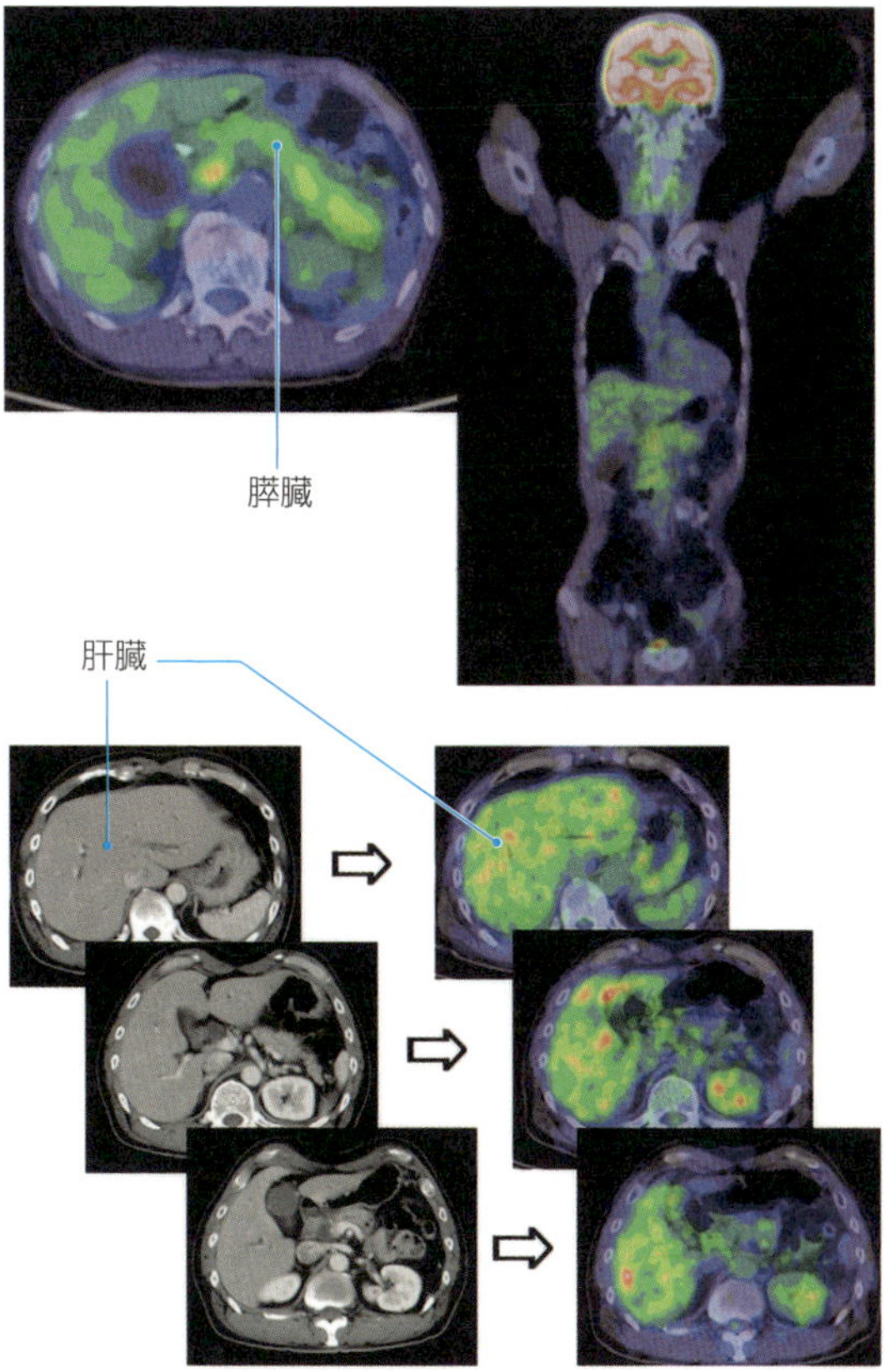

図11　FDG-PET/CTの画像（上：膵頭部がん、下：膵頭部がん・多発肝転移）

膵臓の頭部にがんがあることが色で示されている（上組写真）。

普通のCT画像（下組写真・左列）で何も現れていなくても、PET/CT（下組写真・右列）では肝臓に転移（赤色部分）があることがわかる。色の濃さはFDGの溜まり具合で、腫瘍の悪性度を反映しているため、「予後因子」と考えられる一方、ＰＥＴの欠点として、①高額である、②小さい腫瘍を見つけにくい、③細胞密度の少ない腫瘍は「偽陰性」になることがある、があげられます。

ＦＤＧ‐ＰＥＴ／ＣＴ検査は費用が約10万円と高額（保険適用あり）で、それだけ受益者負担が多くなります。また、画像としてとらえられる細かさ（空間分解能）が５㎜程度であるため、１㎝以下の小さい腫瘍は描出されないことがあり、早期の微小膵がんなどは見落とされる可能性があります。普通のＣＴ画像に現れるような腫瘍であっても、ＰＥＴでは「陰性」として見逃される可能性があるのです（偽陰性）。特にＰＥＴには「細胞密度」の少ない腫瘍、後述する嚢胞性変化を伴う浸潤がんや膵管内乳頭粘液性腫瘍が描出されにくいという欠点があり、普通の膵がんでも10％は偽陰性となり、１～２㎝の大きさでも「陰性」と出る場合がありまず。

ですから、人間ドックでＰＥＴ検査を受けて何も見つからなかったからといって、安心できません。小さい腫瘍が見逃されていたり、偽陰性となっていたりする可能性があるのです。実際、ＰＥＴだけの検診で「陰性」となり、がんがそのまま放置されてしまった患者さんを経験しています。ＰＥＴ検査は診断の質が均一であるという利点はあるものの、やはり経験のある医師に診断してもらうこと、ＰＥＴだけでなく他の検査も合わせて受けることが必要です。

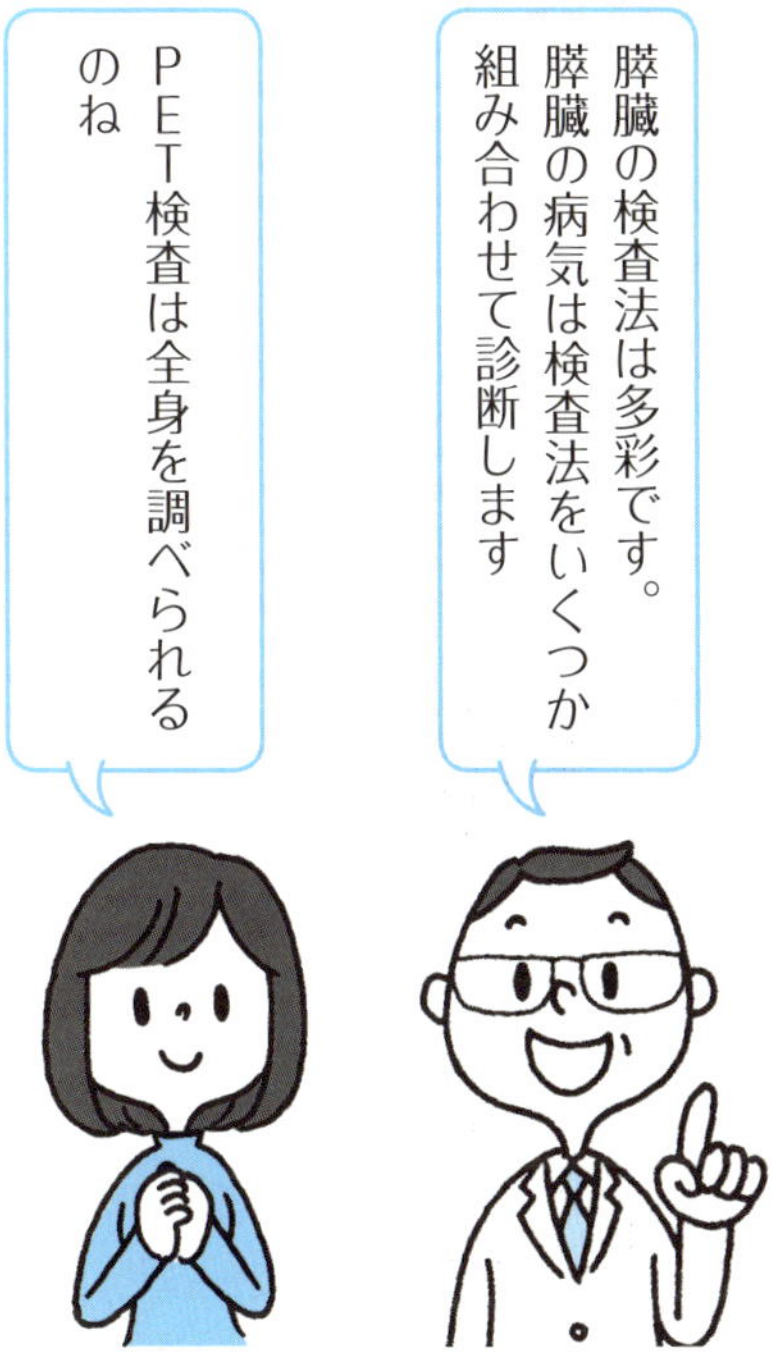
膵臓の検査法は多彩です。膵臓の病気は検査法をいくつか組み合わせて診断します
ＰＥＴ検査は全身を調べられるのね

4 SRS（ソマトスタチン受容体シンチグラフィ）

ソマトスタチン受容体シンチグラフィは、ソマトスタチン受容体が分泌される特殊な膵臓の病気、「神経内分泌腫瘍」の診断には必須の検査法です（図12）。ただ、最近登場した検査法なので、導入している施設はいまだ少なく、たとえば埼玉県内では数か所に限られます。

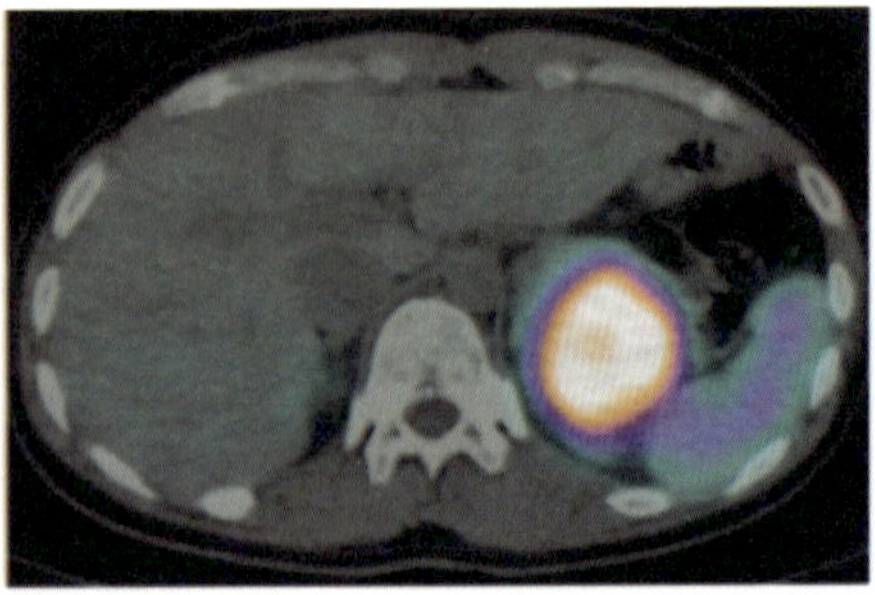

図12　SRSの画像

5 EUS（超音波内視鏡）

超音波検査（エコー）は健康診断で受けたことのある人も多いかと思います。臍（へそ）や肋骨のあたりに医師が装置（プローブ）を置き、肝臓、胆嚢、膵臓、腎臓などをみる検査です。身体の中央にある膵臓は周囲の臓器に邪魔されてはっきりとはみえないため、超音波検査で膵臓に「異常なし」とされても、見逃された可能性は否めません。手術時には腹部を切開した後に超音波を当て膵臓を詳細にみることができますが、健康な人では腹部を切開するわけにはいきません。それに代わるものとして登場したのが超音波内視鏡（EUS）なのです。

EUSは、超音波診断装置を胃カメラ（内視鏡）の先端に装着して（図13）、腹部を切開しなくても内視鏡が胃や十二指腸内をなぞることにより、膵臓を直近でみることができます。膵臓は胃の真裏、十二指腸の真横にあるので、EUSではもっとも正確な診断が可能であるとされています。

　CTやMRIでは大きながんは発見できますが、微小なものを見逃す可能性があります。膵臓は、小さながんなら2㎝以下、望ましくは1㎝以下で発見できれば、予後が良いとされています。微小な膵がんを発見するには、EUSを使用した診断が必要となります（図14）。

　また、EUSで胃・十二指腸越しに膵臓をみながら、内視鏡の先端から針を出して、がん病巣にその針を挿入して組織を採取することが可能となりました「超音波内視鏡下穿刺吸引法（EUS‐FNA）」。この方法は、採取した組織を顕微鏡で確認して、手術前にがんであるかどうかの

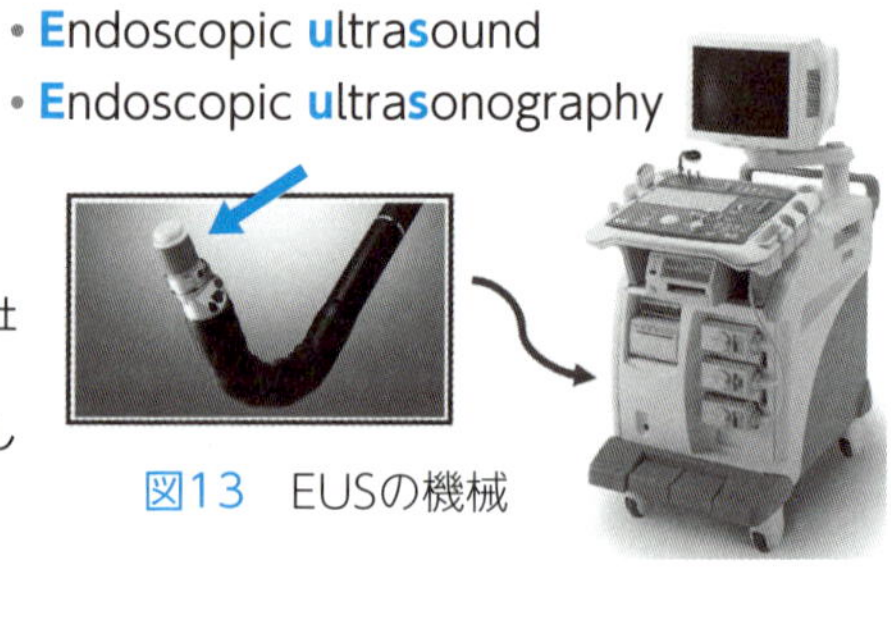

写真：オリンパス株式会社提供
※右の製品の販売は終了しています

図13　EUSの機械

「組織学的確定診断」を可能にしました（図15）。

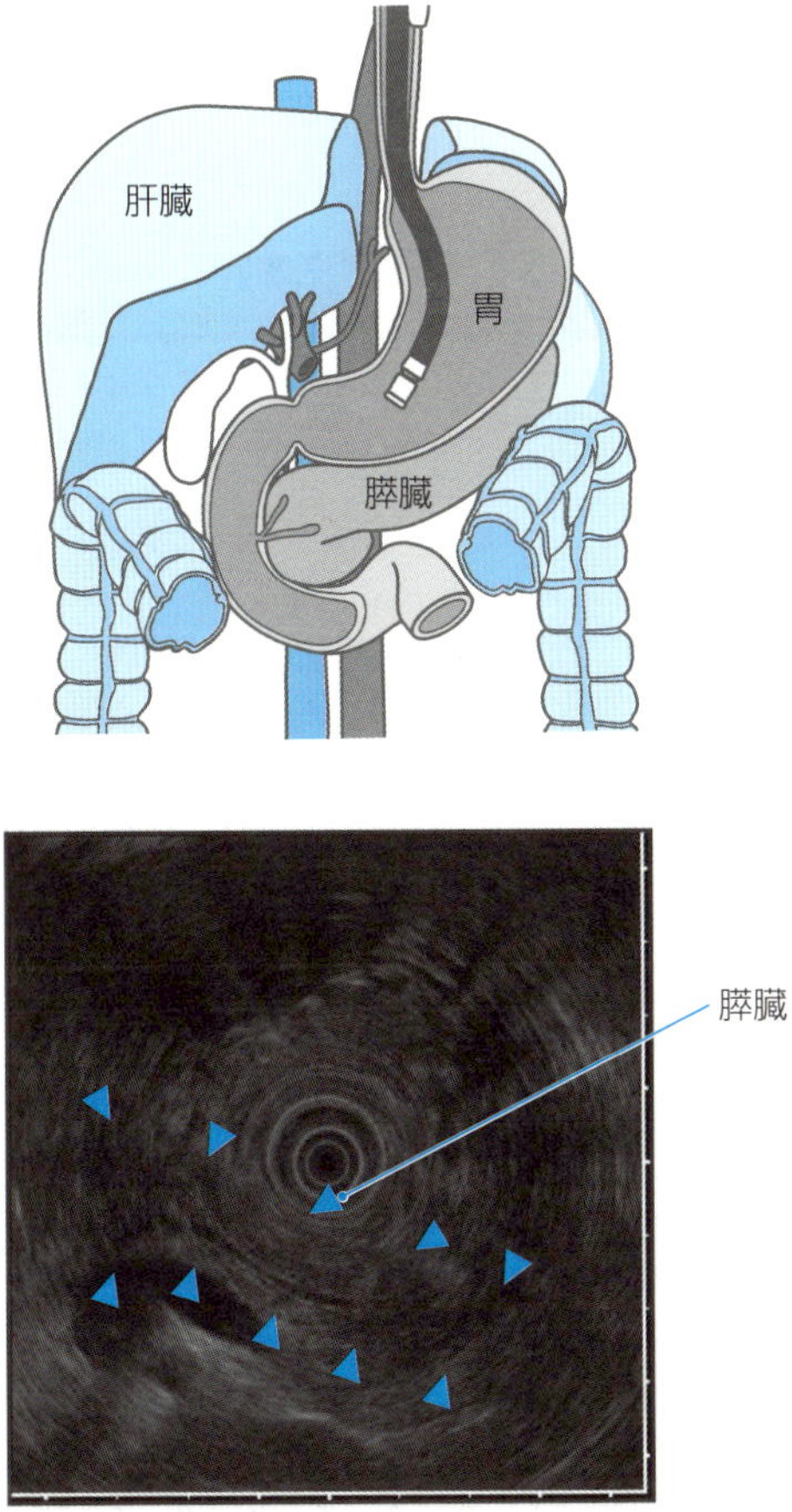

図14　内視鏡の位置（上）とそのEUS画像（下）
膵臓の中央を走る直径2㎜の主膵管が鮮明に描出される

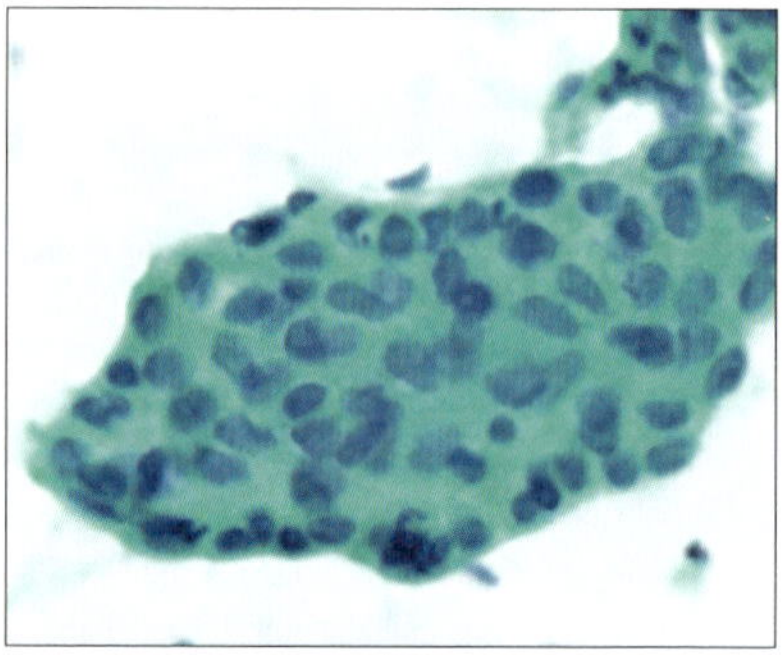

細胞診

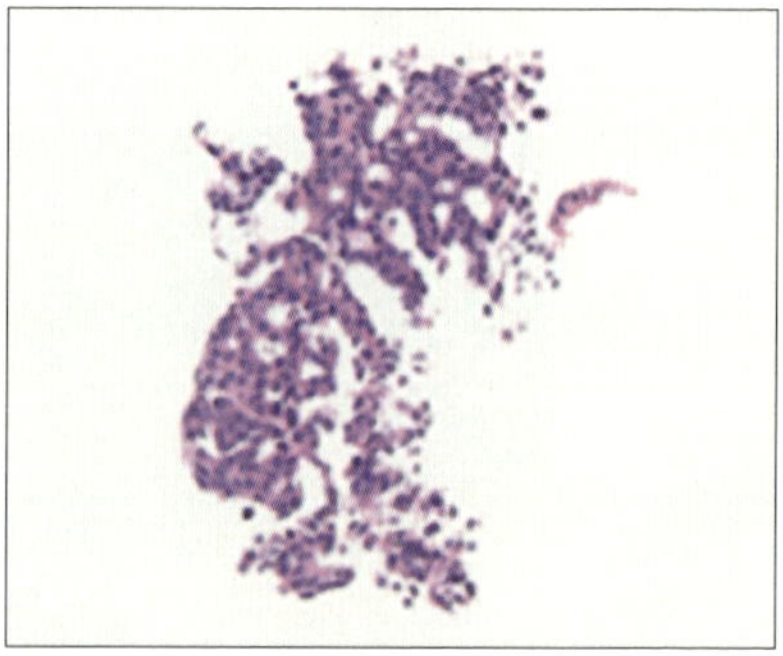

組織診

図15　超音波内視鏡下穿刺吸引法（EUS-FNA）で採取された組織の顕微鏡写真

胃がんや大腸がんのように、膵臓でも手術前の生検が可能になった

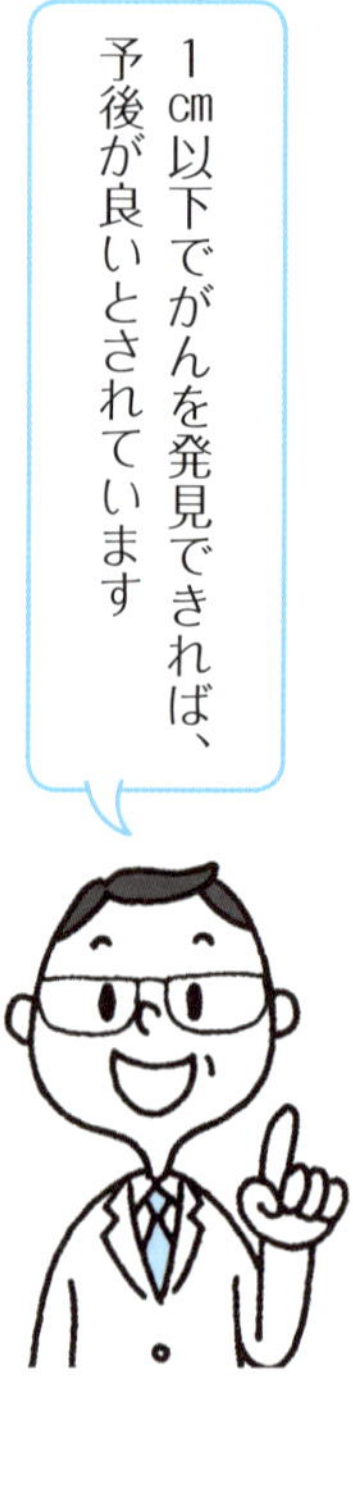
1cm以下でがんを発見できれば、予後が良いとされています

第3章

膵臓の病気 1

――膵炎

1 急性膵炎

魚や肉のような食物は膵液で消化されるのに、同じ蛋白質でできている膵臓そのものはなぜ消化されてしまわないのか、とても不思議です。実は、健康な人の膵臓では消化酵素が活性化しない、つまり働かないようになっています。ところが、何かのきっかけで消化酵素が活性化されてしまうと、膵液が膵臓自体を消化して、溶かしてしまうことがあります。これが急性膵炎です。

ただ、急性膵炎のほとんどは軽症で、膵臓が腫れているだけの状態です（図16下左）。軽症の急性膵炎であれば、入院により短期間の絶食を行えば治癒します。しかし、急性膵炎の20％は重症化し、膵液が膵臓自体を消化してしまいます（図16下右）。重症になると、約10％の人が亡くなられます。

(1) 原因

どのような原因で急性膵炎が起きるのでしょうか。原因として、第1位は飲酒（33・5％）、第2位が胆石（26・9％）、第3位が特発性（16・7％）となっています。そのほかに、腹部の手術後や薬剤の副作用で起きることもあります。

「暴飲暴食で膵臓が悪くなる」というイメージはそのとおりかと思います。では、胆石はなぜ膵炎の原因になるのでしょうか。

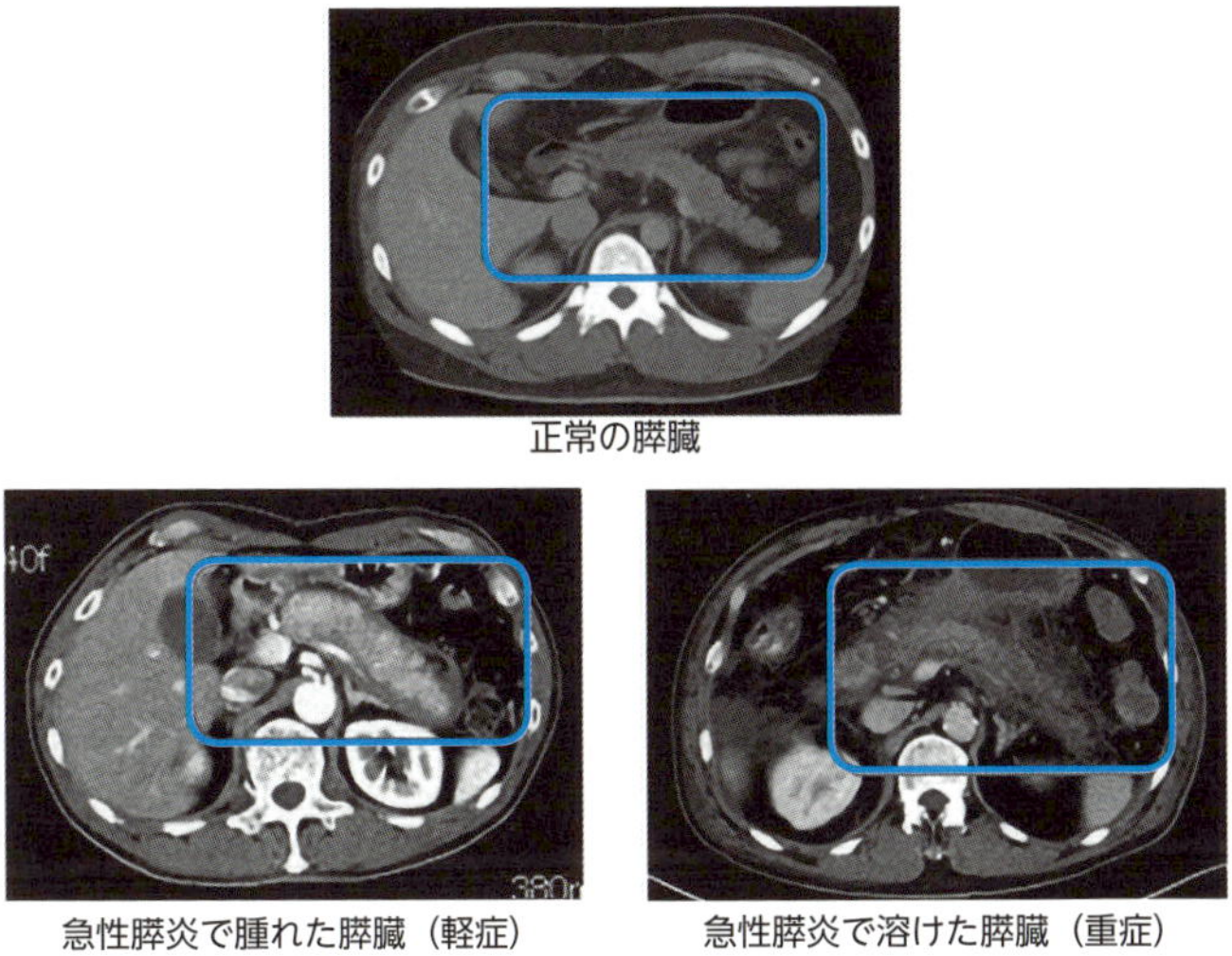

図16　急性膵炎（CT画像）

胆石は胆嚢の中にあるうちはその個数が多くても問題は起きませんが、胆汁が十二指腸に出るときに最初の問題が生じます。胆汁とは、食物をもどしたときに混じっている黄色の苦い汁のことです。胆汁も消化液で、消化酵素を含み、脂肪の消化に使われます。肝臓の各細胞で胆汁が産生され、消化を助ける必要のないときには胆嚢の中に溜まっていきます。そして、食後に消化の助けが必要になったときに、胆汁は胆嚢から胆管を通って十二指腸乳頭、つまり膵液と同じ出口から十二指腸に流れ出ていきます。

ところが、胆石のある人では、胆嚢が縮んで胆汁を十二指腸に押し出そうとするとき、胆石も胆汁と一緒に流れ出ようとして狭い胆嚢の出口に詰まってしまうことがあります。胆嚢の出口に胆石が詰まって炎症が起きると、胆嚢炎で強い痛みが生じ、救急病院に搬送され胆嚢を摘出するという事態にも陥ります。胆石が胆嚢の出口を通り抜け、さらに胆管に出られた場合には、次に十二指腸乳頭を通り抜けられず詰まってしまうことが起こりえます。そうすると、胆管の下方は膵臓内を通っているので、胆管の真横にある膵臓が刺激され、膵炎が起きてしまうというわけです（図17）。

第3位の特発性とは、現代の医療で「原因不明」のものを指しています。女性の急性膵炎では、この特発性が原因の第1位を占めています。飲酒をしない、胆石もないという女性の急性膵炎は、特発性であることがもっとも多いのです。

(2) 症　状

急性膵炎の症状は、①背部痛、②腰痛、③腹部の張りや痛みなどです。膵臓は身体の中央にあるため、膵臓からの痛みが伝わり背中の痛みとして現れるのが特徴的で、背中より少し下

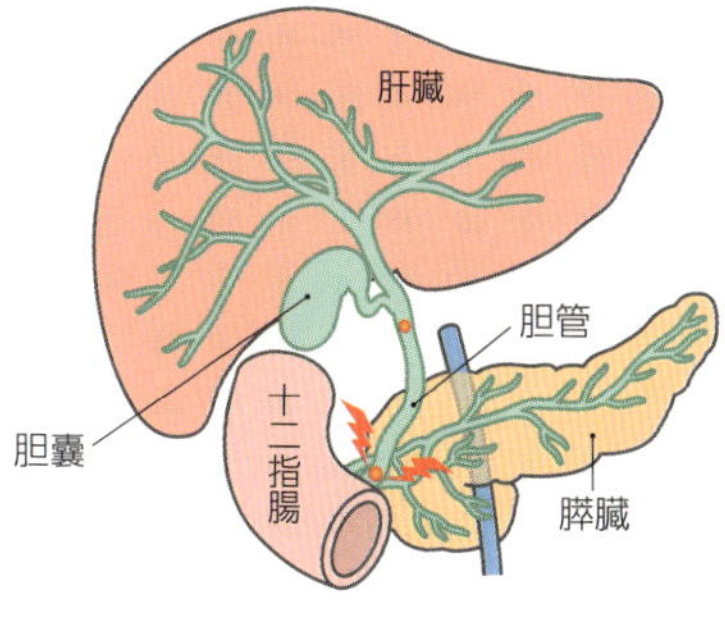

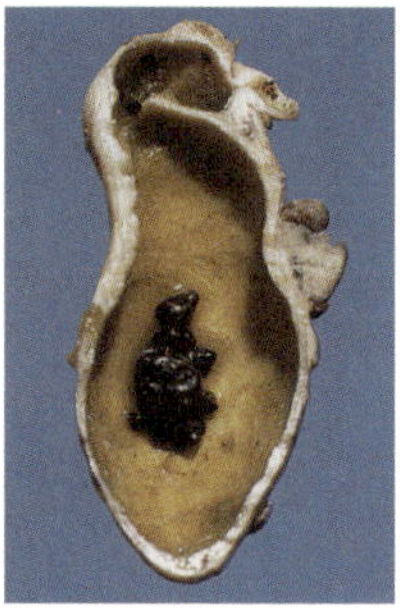

胆嚢中の胆石

図17　胆石による膵炎

胆嚢(右)から胆汁とともに出てきた胆石が十二指腸乳頭に詰まることで、膵炎が生じる

にある腰の痛みとして感じられることもあります。また、腹部の痛み、痛みというより少々張っている感じ、なぜか気分が悪いなど、違和感で表現されることもあります。

(3) 治療

急性膵炎では、絶食して、点滴により栄養補給という治療を行います。食事を摂ると、膵臓ががんばって、どうしても食物を消化しようとするので、膵臓を休ませてあげるためです。痛みがひどい場合には鎮痛薬の服用や注射が必要になります。

一方、アルコール性ではなく胆石性の急性膵炎の場合には、胆石を放置したまま絶食

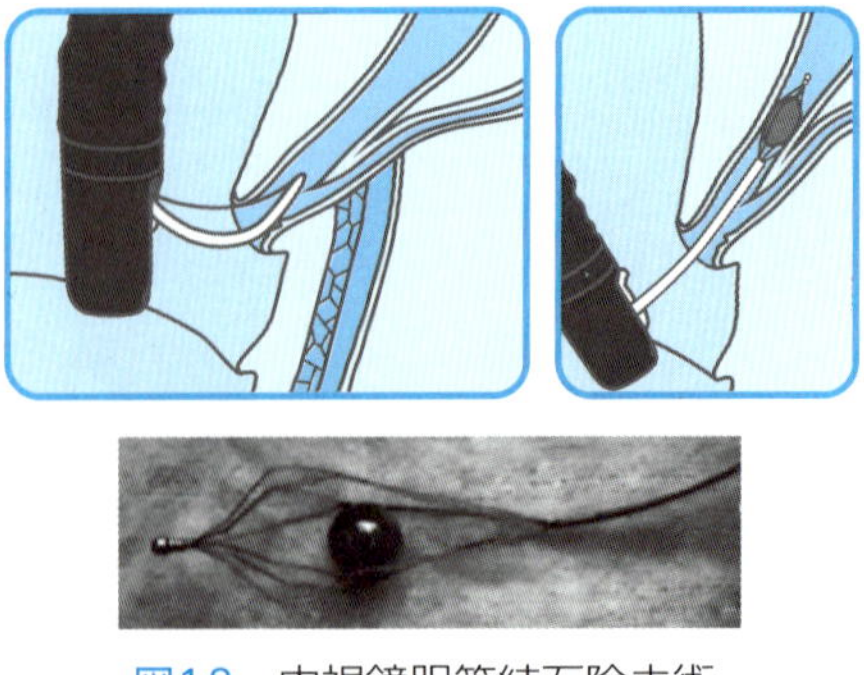

図18　内視鏡胆管結石除去術

内視鏡カメラを使って、十二指腸乳頭の出口を電気メスで切り（上左）、胆管に詰まった胆石を「バスケットカテーテル」（上右、下）という道具でつかんで取り出す

しても治りませんので、胆石を除去することが必須となります。最近は内視鏡手術が進歩しましたので、身体に傷ひとつつけずに石を除去することができます。早い人では2～3日で退院できます（図18）。

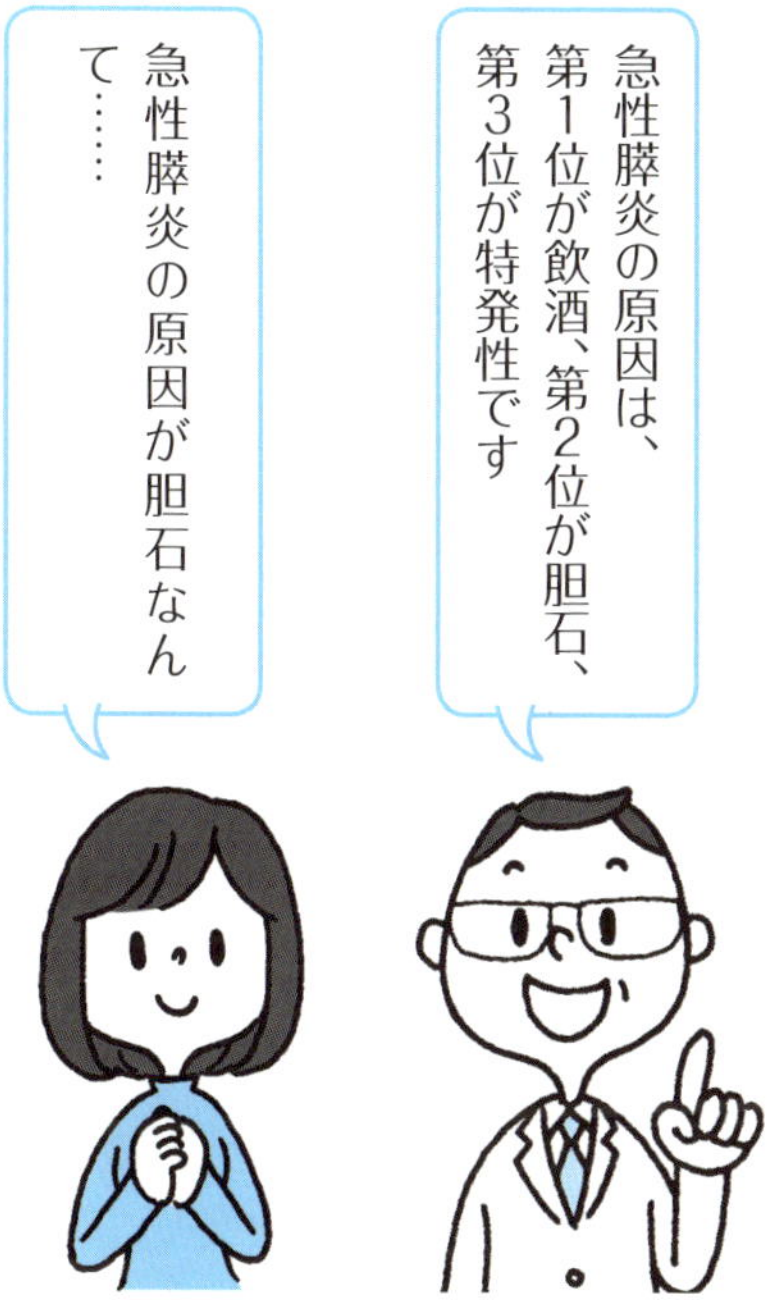
急性膵炎の原因は、第1位が飲酒、第2位が胆石、第3位が特発性です
急性膵炎の原因が胆石なんて……

2 慢性膵炎

慢性膵炎は、膵臓に繰り返し炎症が起きて、膵臓が硬く小さくなり、消化液やインスリンなどを産生する働きが悪くなった状態です。急性膵炎になっても初回であれば即座に治りますが、何回か繰り返したり、飲酒で常に刺激を与えたりしていると、慢性膵炎に移行します。ただし、飲酒をする人がみな慢性膵炎になるかというと、そうとも限りません。アルコールの影響が膵臓にくる人のほか、肝臓にきて肝硬変になる人、いくら飲酒をしても健康な人など、さまざまな人がいます。

(1) 原因

慢性膵炎の原因は、第1位が飲酒（68％）、第2位が特発性（20・6％）、第3位が胆石（3・1％）となります。胆石で起きる急性膵炎は1回限りで繰り返すことはあまりないため、慢性膵炎に移行する可能性はほとんどありません。特発性の慢性膵炎は、急性膵炎と同様に女性でもっとも多く、女性患者の50％を占めています。

(2) 症　状

慢性膵炎では、①腹痛や背部痛、②膵炎の発作を繰り返す、という症状が出ます（図19）。しかし、痛みがあるのはまだ治癒する可能性がある時期（代償期）です。慢性膵炎が悪化しもとに戻る可能性が低くなる時期（非代償期）に入ると、痛みがなくなり消化吸収障害や糖尿病が生じます。慢性膵炎で長年通院されている患者さんから「先生、お陰様で痛みがなくなりました」と言われることがありますが、残念ながら、朗報ではありません。痛みも感じないくら

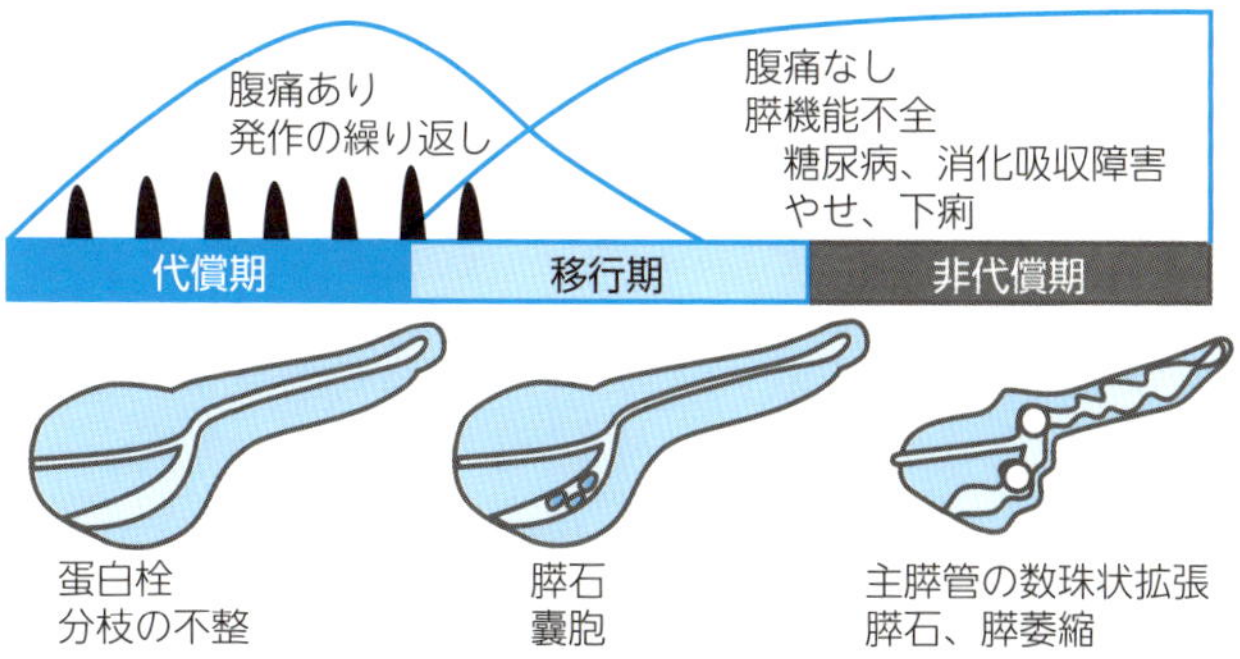

図19　病期別の慢性膵炎の症状

いに悪化したという状況なのです。

慢性膵炎の代償期には、禁酒や脂肪制限といった食事療法や、蛋白分解酵素阻害薬や鎮痛薬を使った薬物療法を行います（表1）。蛋白分解酵素阻害薬とは、膵臓自体を消化しないよう消化酵素が働かないようにする薬剤です。

(3) 治療

また、慢性膵炎の患者では、膵臓に石（膵石）ができていることが少なくありません。その場合には石を取り出す治療を行います。胆石同様、内視鏡を使い、十二指腸乳頭の入口を切開し、膵臓内にバスケットカテーテルを挿入して石を取り出します（ＥＰＳＴ　内視鏡的膵管口切開術、内視

表1　慢性膵炎の治療

①**代償期（治る可能性が高い時期）** ・食事療法：禁酒、脂肪制限 ・薬物療法：蛋白分解酵素阻害薬、鎮痛薬 ・膵石治療：ESWL（体外衝撃波結石破砕装置）、EPST（内視鏡的膵管口切開術） ・EPS（内視鏡的膵管ステント留置術）
②**非代償期（治る可能性が低い時期）** ・消化吸収障害の治療：消化薬 ・血糖調節障害の治療：糖尿病治療薬

鏡的膵石除去術）。石を摘出した後、「ステント」というチューブを膵管内に入れ、膵液がうまく流れるようにします（ＥＰＳ　内視鏡的膵管ステント留置術）。尿管結石の治療と同様に、「ＥＳＷＬ（体外衝撃波結石破砕装置）」を使って石を小さく砕いてから取り出すという方法もあります（図20）。

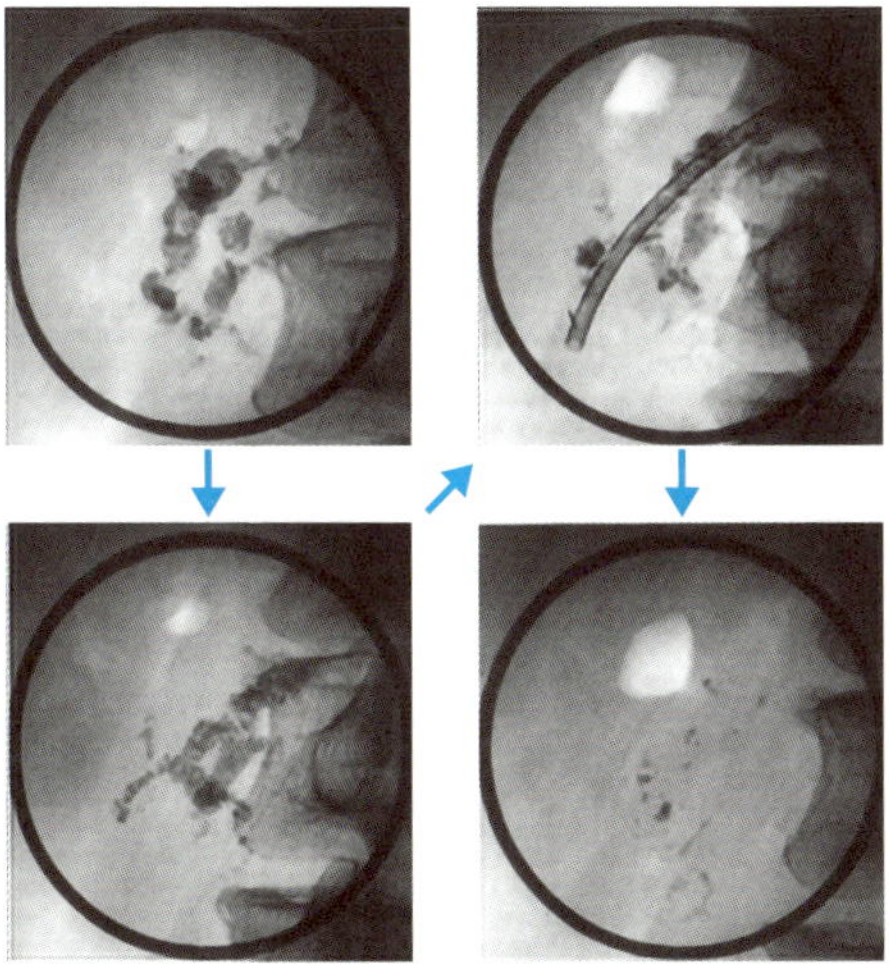

黒く見える膵石が砕かれて除去される

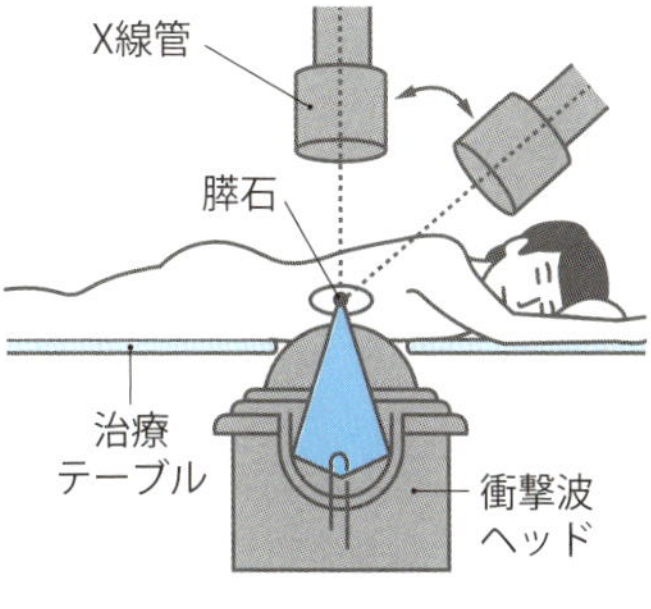

図20　ESWL（体外衝撃波結石破砕装置）
黒い石がどんどん割れて小さくなり、最後はほとんどなくなっているのがわかる（上組写真）

慢性膵炎の非代償期には、消化吸収障害や糖尿病に対する薬物治療を行います（表1）。

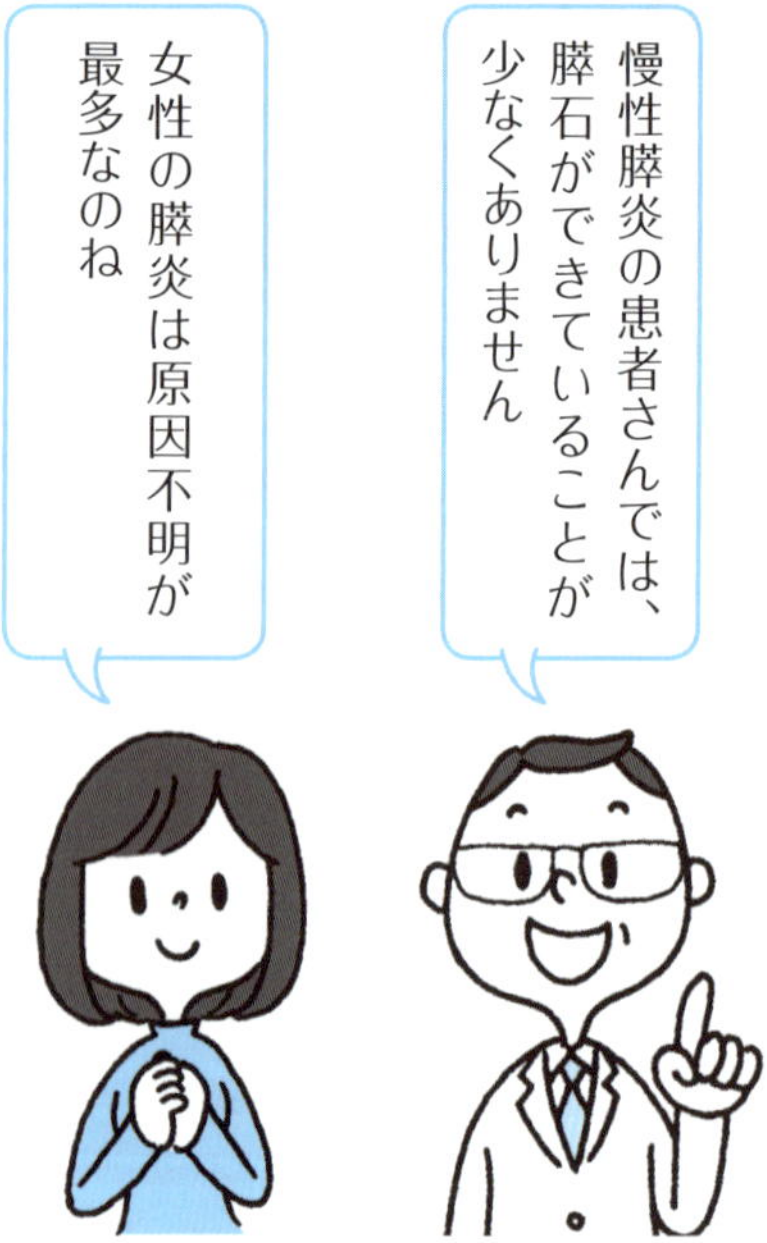
慢性膵炎の患者さんでは、膵石ができていることが少なくありません
女性の膵炎は原因不明が最多なのね

第4章

膵臓の病気②

——膵がん

1 21世紀に取り残された消化器がん

膵臓の病気として人々の関心がもっとも高い膵がんについてお話ししましょう。1975年以降、膵がんと診断された人の数（罹患者数）は徐々に増え、現在では年間4万人弱となっています（図21）。一方、膵がんによる死亡は急増しており、3万人を越えています（図22）。毎年、膵がんと診断された人数とほぼ同数の人が膵がんで亡くなっているという現状です。ですから、深刻な病気であると受け止められています。

膵がんと診断されても手術が不可能な患者は多く、国立がん研究センターが発表している統計では、診断から5年後に存命である確率は膵がんの場合には5％以下となっています（図23）。また、部位別のがんによる死亡者数では、膵がんは

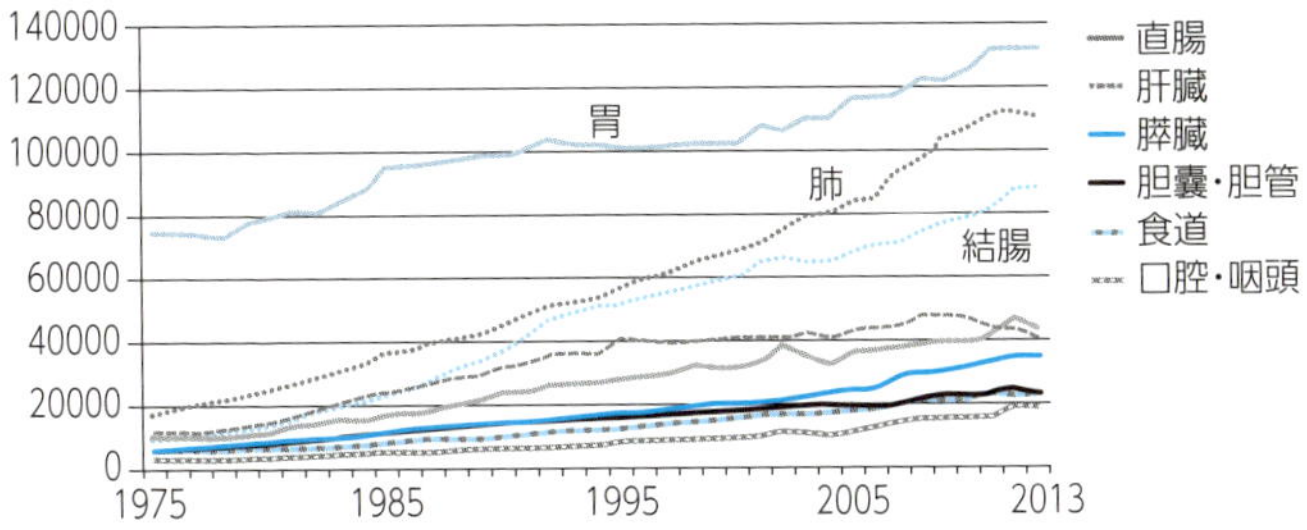

図21　全国がん罹患数年次推移

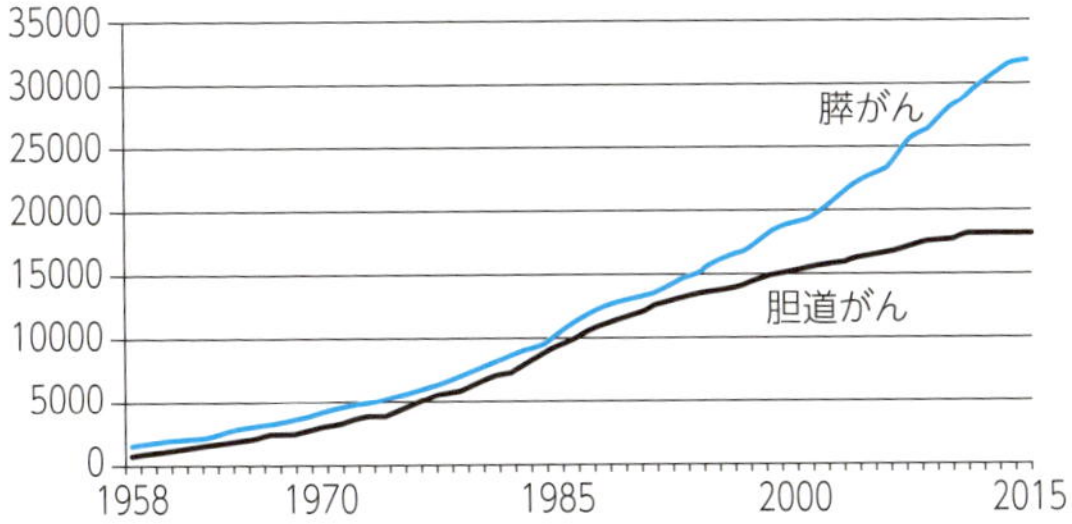

図22　胆道がん・膵がんの全国死亡数年次推移

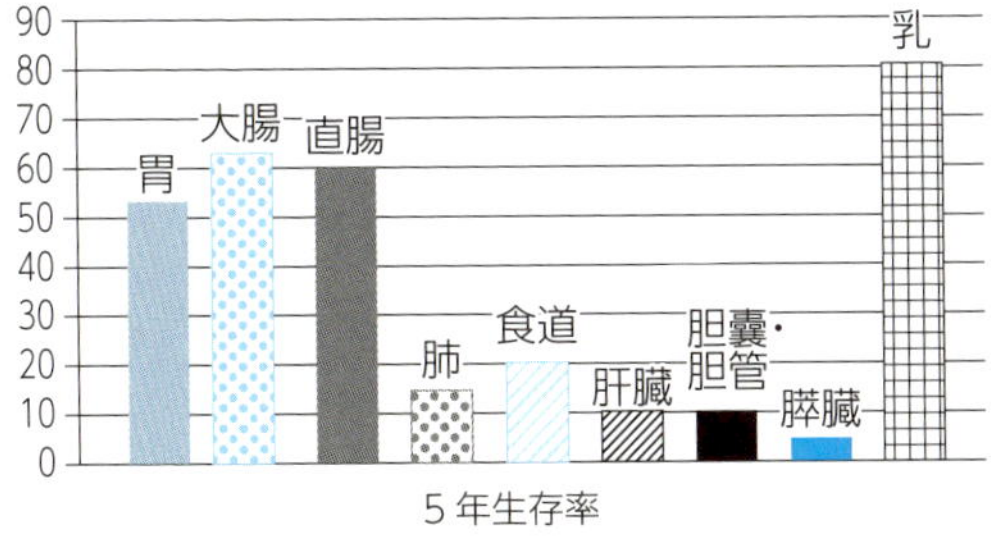

図23　部位別5年相対生存率

(図21～23：出典　国立がん研究センターがん情報対策センター)

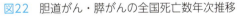

2015年に初めてランキングに登場して、2017年版では男性で5位、女性で3位、全体で4位となっています（表2）。たとえば、以前から上位を占めていた肝臓がんは、C型肝炎が治癒するようになって肝硬変が減少したことから、減少しています。他のがんが減少してきている一方で、膵がんは増加し続け、21世紀に取り残された消化器がんであるといわれています。

表2　2017年の死亡数が多い部位別ランキング

	1位	2位	3位	4位	5位	
男性	肺	胃	大腸	肝臓	膵臓	大腸を結腸と直腸に分けた場合、結腸4位、直腸7位
女性	大腸	肺	膵臓	胃	乳房	大腸を結腸と直腸に分けた場合、結腸2位、直腸9位
男女計	肺	大腸	胃	膵臓	肝臓	大腸を結腸と直腸に分けた場合、結腸3位、直腸7位

（出典　国立がん研究センターがん情報サービス「がん登録・統計」）

2 膵腫瘍の分類

膵がんとは膵臓から発生した悪性腫瘍のことです。特に膵腫瘍は、表3のように多数あります。さらに、上皮性腫瘍は表4のように分類されています。

この上皮とは、身体の表面や器官の内面をおおう細胞層のことで、上皮細胞から構成されています。上皮性腫瘍とは上皮細胞に腫瘍ができてしまうもので、膵腫瘍の多くは上皮性腫瘍に分類されます。一方、

表3　膵腫瘍の組織型分類（『膵癌取扱い規約』より）

1. 上皮性腫瘍
   - A. 外分泌腫瘍
   - B. 内分泌腫瘍
   - C. 併存腫瘍
   - D. 分化方向の不明な上皮性腫瘍
     - ・Solid-pseudopapillary tumor
     - ・膵芽腫
     - ・未分化がん
   - E. 分類不能
   - F. その他

2. 非上皮性腫瘍
   - 血管腫
   - リンパ管腫
   - 平滑筋肉腫
   - 悪性線維組織球腫
   - 悪性リンパ腫
   - 傍神経節腫
   - その他

血管腫・リンパ管腫などは非上皮性腫瘍です。

膵がんは一般には膵管がんのことで、通常型膵管がんともよばれます。これは浸潤性膵管がんに分類されます。膵がん以外の膵腫瘍は第5章で説明します。

表4　上皮性腫瘍の組織型分類（『膵癌取扱い規約』より）

外分泌腫瘍

1. 漿液性囊胞腫瘍
   - 漿液性囊胞腺腫
   - 漿液性囊胞腺がん
2. 粘液性囊胞腫瘍
   - 粘液性囊胞腺腫
   - 粘液性囊胞腺がん
3. 膵管内腫瘍
   1) 膵管内乳頭粘液性腫瘍
   - 膵管内乳頭粘液性腺腫
   - 膵管内乳頭粘液性腺がん

   2) 膵管内管状腫瘍
   - 膵管内管状腺腫
   - 膵管内管状腺がん
4. 異型過形成および上皮内がん
5. 浸潤性膵管がん
6. 腺房細胞腫瘍
   - 腺房細胞腺腫
   - 腺房細胞腺がん

内分泌腫瘍

1. 神経内分泌腫瘍
2. 神経内分泌がん

3 切除するのが最良の治療

(1) 症　状

今日でも膵がんは他のがんに比べて、早期発見・早期治療は難しいとされています。その理由として、膵臓が身体の中央に位置するためにがんを発見しにくいこと、早期には特徴的な症状が出にくいこと、周囲に肝臓や胃、大腸があるためにがんの転移が早いこと、などがあげられます。

膵がんになりやすい人の特徴は、①家族に膵がんの人がいる（通常の13倍）、②糖尿病や慢性膵炎がある（通常の2倍）、③喫煙する（通常の2倍）、の三つです。

また、主な症状として、①胃のあたりや背中が重苦しい、②なんとなく腹の調子が悪い、③食欲がない、③体重が減った、④皮膚や白目が黄色くなった（黄疸）、⑤糖尿病が急激に悪化した、があげられます。

黄疸の原因は、胆汁が肝臓から胆管を通って十二指腸まで行く流れが膵がんのところで遮断されてしまい、肝臓に逆流するためです。体内の血液は肝臓を経由して身体中に流れているので、そこに胆汁が逆流すると、胆汁が血液とともに身体中に回ってしまうことになり、黄疸が起きたり、身体がかゆくなったりという症状が出ます。また、治療中の糖尿病患者さんによくみられるのは、急に血糖コントロールがうまくいかなくなり糖尿病が悪化したという状態です。そうなると、医師は膵がんの出現を疑います。

血液検査でがんを発見する際に「腫瘍マーカー」という指標があります。現在のところ、膵がんで代表的なものとして「CEA」、「CA19‐9」、「DUPAN‐2」、「Span‐1」があげられます。ただ、それほど敏感に反応するわけではないため、新しい腫瘍マーカーの開発が続けられています。

(2) 治療法

膵がんの治療には、①外科手術、②化学療法（抗がん剤治療）、③放射線治療、④内科的ドレナージ術、などがあります（表5）。

最良の治療法はがんを早期に発見し、小さいうちに手術で切除することです。それが難しい場合には「化学療法」（抗がん剤治療）を行います。最近では「ゲムシタビン」（商品名 ジェムザール）」、「S-1」など、種々の抗がん剤が出てきています。しかし、膵がんの場合は、その治療効果は数か月の寿命延長にとどまることが多いのが実状です。がんが切除可能な場合でも、術前に化

表5　膵がんの治療

- 外科手術
- 化学療法
  - ・ゲムシタビン（商品名：ジェムザール）
  - ・S-1
  - ・FOLFIRINOX（オキサリプラチン＋イリノテカン＋レボホリナートカルシウム＋フルオロウラシル）
  - ・ゲムシタビン＋ナブパクリタキセル
- 放射線治療
- 内科的ドレナージ術（黄疸を治す治療）

学療法を行ってから手術を行うことも最近では行われています。また、「放射線治療」も行われることがあります。

「内科的ドレナージ術」は、膵がんで胆管が狭くなり胆汁が流れなくなった状態を治療するものです。内視鏡を使ってステントを十二指腸乳頭から胆管内に入れ、胆汁が流れるようにすることで、黄疸がきれいに治り、かゆみもなくなります（図24）。ステントにはプラスティック製（プラスティックステント）と金属製（メタリックステント）の2種類があり、プラスティック製は安価（5000円程度）ですが2～3か月で詰まってしまいます。一方、金属製は高額（20万円程度）で

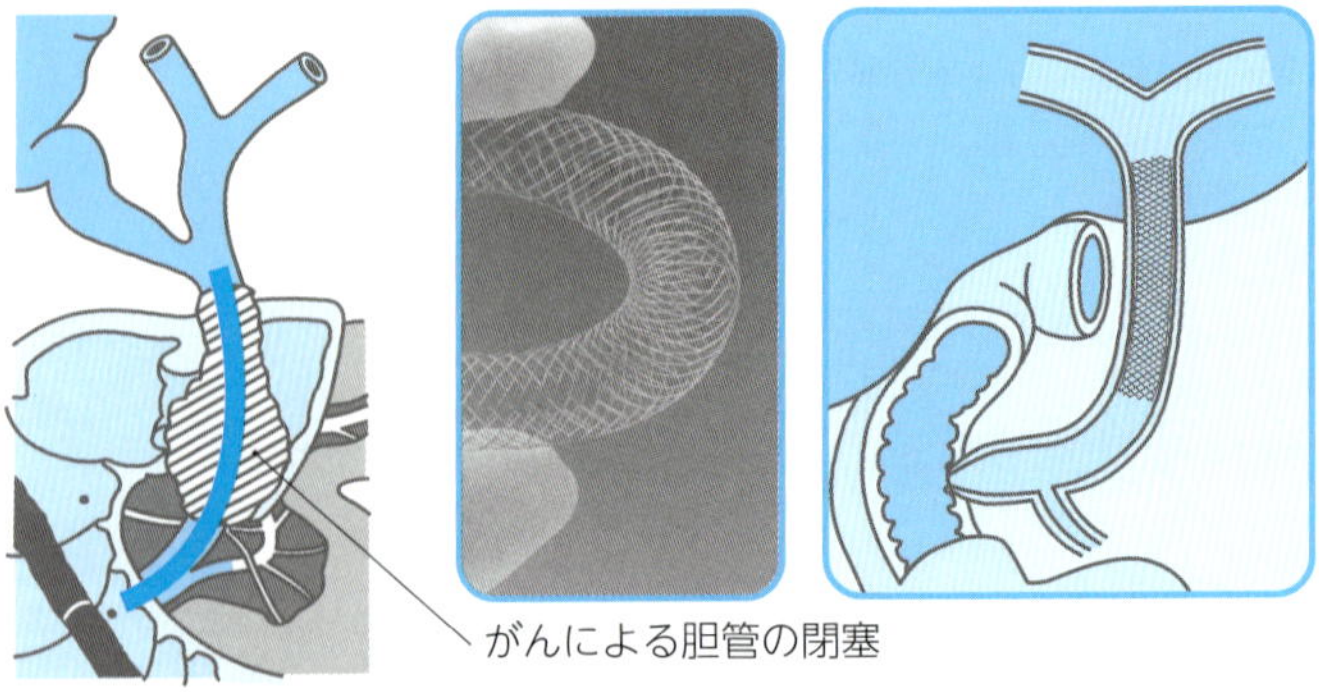

図24　内視鏡的ドレナージ術（左）と金属製ステント（中）および挿入後（右）

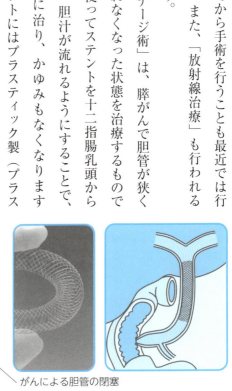

すが、半年~1年はもちます。このため、外国ではどちらのステントにするか、患者自身に選択してもらいますが、国民皆保険の日本ではほとんど医療保険でカバーされますので、金属製がたいてい使われています（図25）。

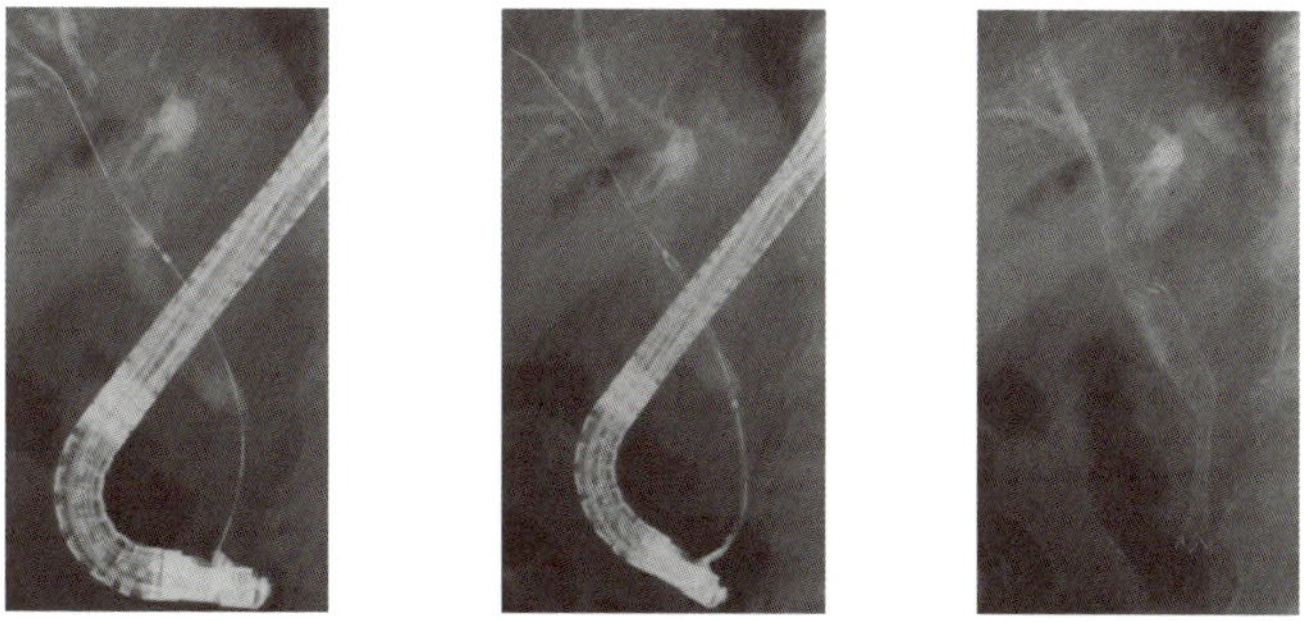

a 下部胆管に狭窄を認める　b 金属ステントが内蔵されたデリバリーシステムを胆管内に挿入する　c 金属ステントが胆管内に留置された

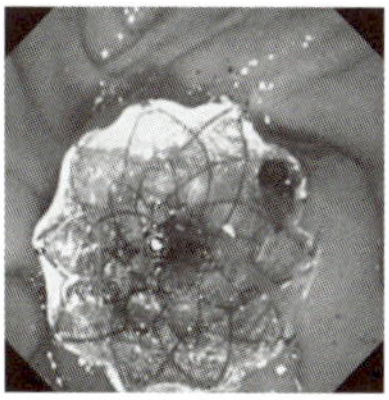

d 金属ステントの下端が十二指腸乳頭から出ている

図25　金属製ステント

プラスティックステントで広げられるのは約3㎜であるのに対し、金属の網でできているメタリックステントでは約1㎝まで広げることができる

4 手術の可否

膵がんの最良の治療法は切除することです。それでは、手術をするかどうかの決定は、どのようにして行われるのでしょうか。

膵がんの診療ガイドラインとは別に、診療の基本となる「膵癌取扱い規約」という書籍があります。2016年発行の第7版では、非常に予後の悪い膵がんをどのように扱うかについて大きな改訂が行われました。改訂の重要な点は、膵がんを手術の可否で分類し、①切除可能、②切除可能境界、③切除不能の三つに明確に分けたことです。それまでは切除可能境界に該当するような膵がんでも手術することがありました。改訂では、手術をしても延命できないことが明らかな場合には他の治療法を検討することになったのです。

（1）切除可能膵がん

切除可能膵がんとは、腫瘍が膵臓の周囲の動脈に接触していたり、入り込んで広がっていたり（浸潤）していないものです。また、膵臓の裏にある門脈（小腸や大腸から栄養を肝臓に送る静脈）への腫瘍の接触・浸潤が180度未満で、血管の閉塞がないものも含まれます。つまり、周囲の血管にそれほど関わっていない腫瘍は手術をする（手術ファースト）ことになりました（図26）。

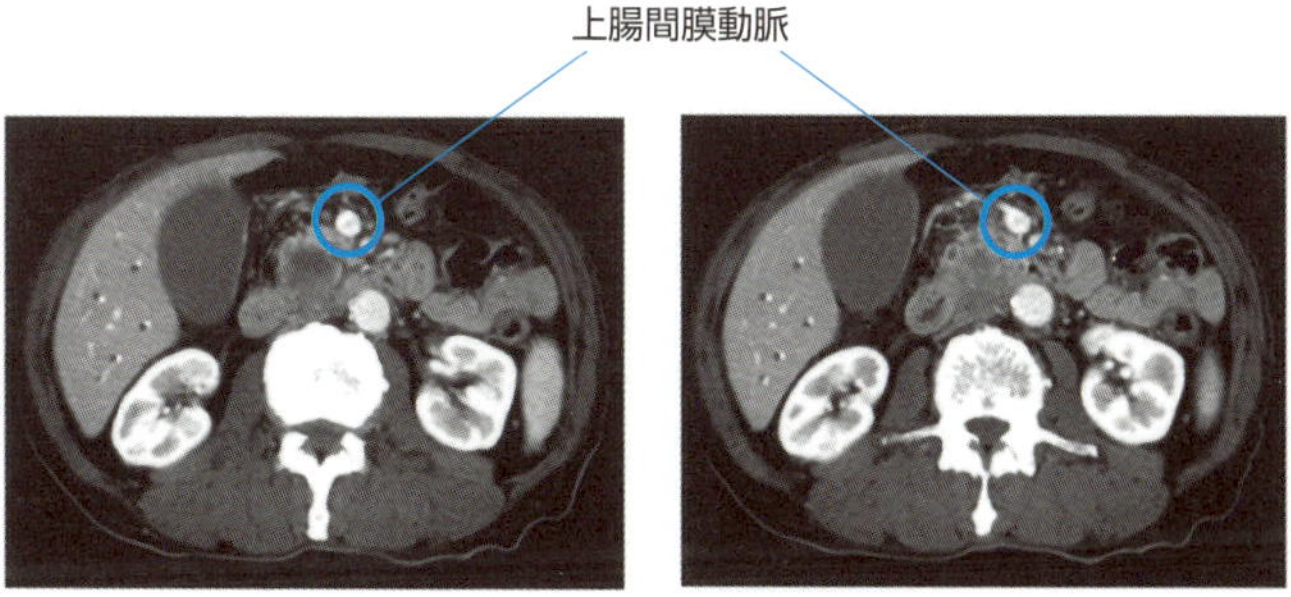

図26　切除可能膵がん —— 手術ファースト

・膵周囲の動脈に腫瘍の接触・浸潤を認めない

(2) 切除可能境界膵がん

切除可能境界に分類される膵がんがもっとも難しい判断を必要とします。①動脈への接触・浸潤が180度未満で、血管の狭窄や変形のないものが、ここに分類されます。腫瘍が動脈を取り巻くのではなく迫っているといった状態で、それが180度に満たないものです。また、②門脈への接触・浸潤が180度以上である、あるいは血管の狭窄があるもので、かつ、その範囲が十二指腸の下縁を越えないものも含まれます。

これらの膵がんは手術で切除は可能なので、以前は即座に手術する場合もありました。しかし現

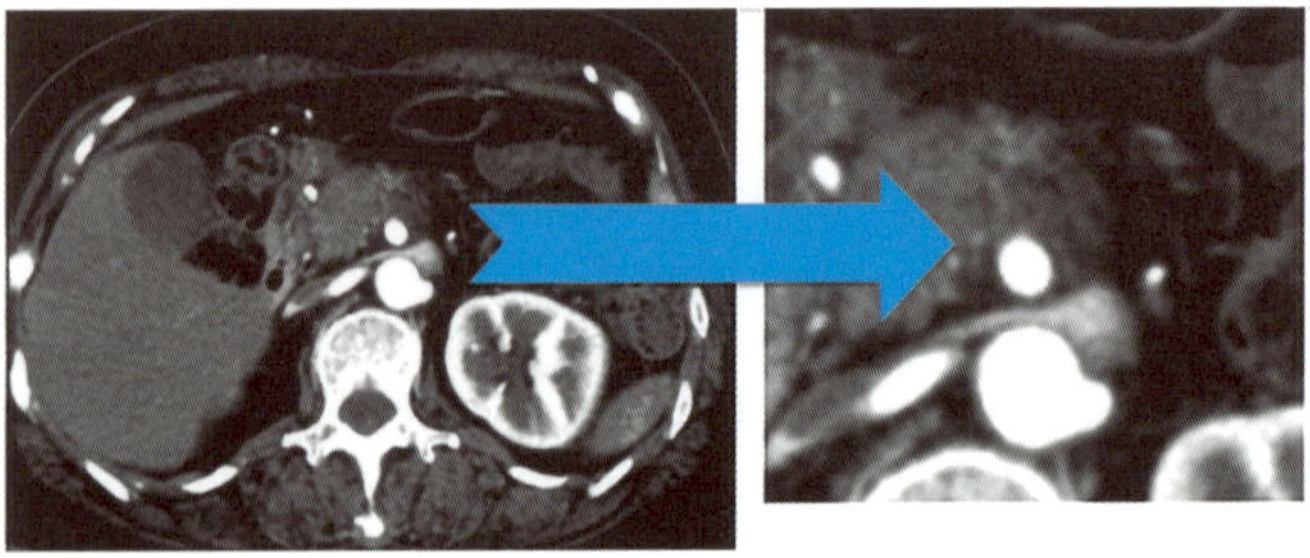

図27　切除可能境界膵がん（術前化学療法）（右：拡大）
・膵周囲の動脈への180度未満の接触・浸潤があるが、狭窄・変形は認めないもの

在は、手術前に3～4か月の抗がん剤治療（術前化学療法）を2～3クール行って（抗がん剤を投与する期間と投与しない期間の組合せを一つの単位として2～3回繰り返して）、その後に手術を行うという治療に変わりました。そのほうが延命効果はあると考えられています（図27）。

(3) 切除不能膵がん

切除不能膵がんは、動脈への接触・浸潤が180度以上、または、門脈への接触・浸潤が180度以上であるか血管の閉塞があり、その範囲が十二指腸下縁を越えている、というものです。手術は困難で、基本的には化学療法で延命し

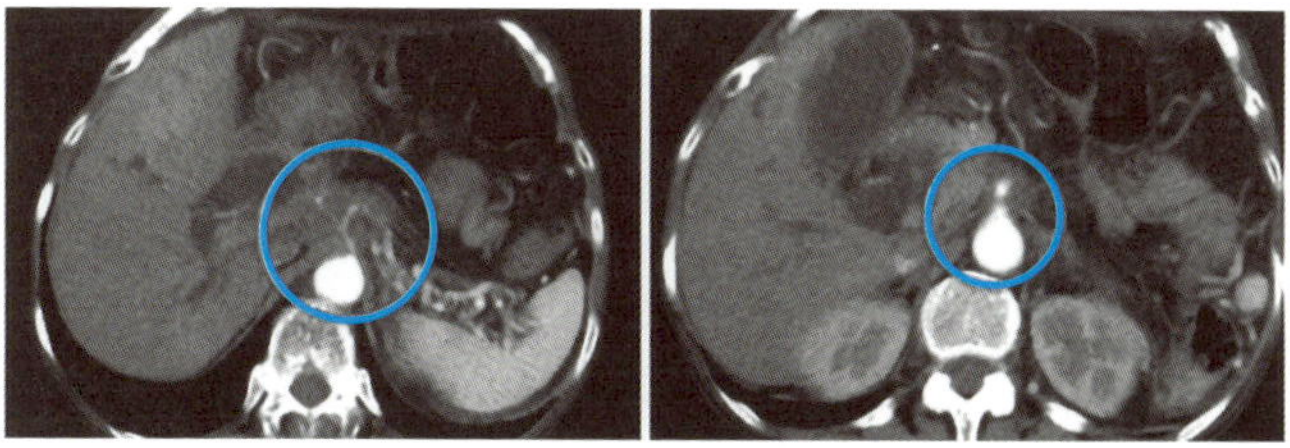

図28　切除不能膵がん（化学療法+放射線治療）

・膵周囲の動脈に180度以上の接触・浸潤を認めるもの
・門脈に180度以上の接触・浸潤あるいは閉塞を認め、かつその範囲が十二指腸下縁を越えるもの
腫瘍（丸く囲んだ部分）の中央を血管が突き抜けている

ていくことになります（図28）。また、がんが狭い範囲にとどまっている（限局している）場合には、放射線治療を組合せることもあります。一方、がんが膵臓の周囲のいろいろな臓器、特に胃や小腸などの消化器官に関わっている場合には、そういったところに穴を開けてしまう恐れがあるので、放射線治療は困難になります。

また、血液中にがん細胞が入り込み膵臓から離れた場所にがんが発生している場合（遠隔転移）も、切除不能膵がんに分類されます。この場合、腫瘍を切除しても延命することはできないため、化学療法が選択されます。放射線治療は、外科治療と同様、ピンポイントでがん細胞に放射線を当てていく治療

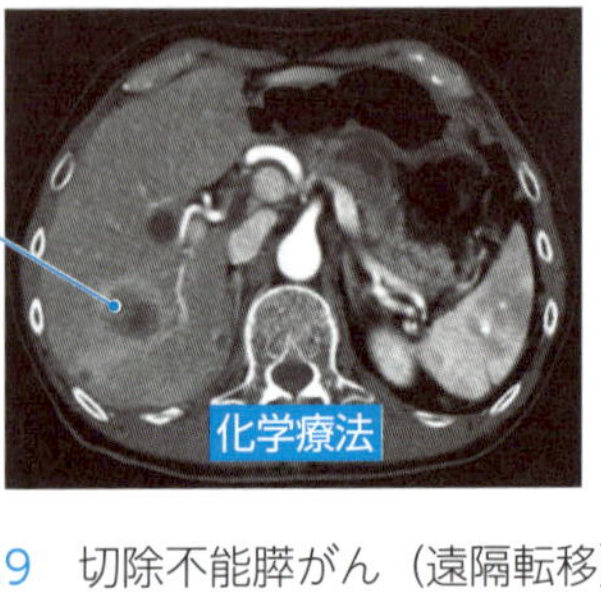

図29　切除不能膵がん（遠隔転移）
肝臓にもがんが認められる

なので、この場合には治療対象になりません（図29）。

しかし、切除不能膵がんでも、化学療法を長期にわたって行って手術が可能になる場合があります（図30）。一般的には8か月～1年の抗がん剤治療を行い、腫瘍が縮小した場合に、選択肢のひとつとして手術が検討されます。

患者さんのひとりは、動脈の周囲に腫瘍が迫っていましたが、化学療法3か月後（2クール終了後）で腫瘍が若干小さくなり、動脈周囲の浸潤陰影はやや縮小して、新規病変は認められなくなりました。さらに化学療法を継続すると、5か月後（5クール終了後）、動脈周囲の

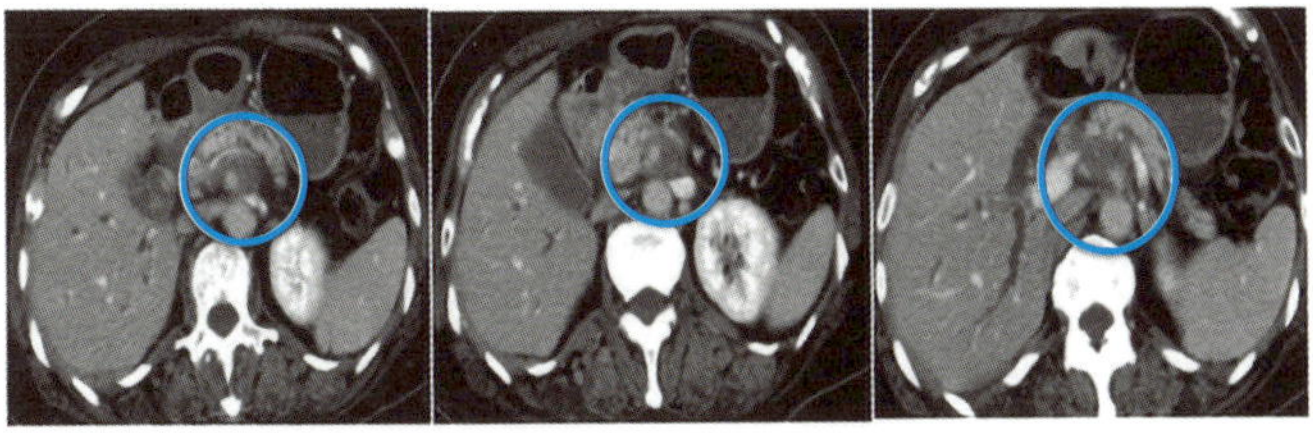

図30　手術が可能となった切除不能膵がん

・肝内胆管の拡張
・膵頭部周囲軟部陰影の増強
・腹腔動脈～総肝動脈・脾動脈にかけ軟部陰影に取り囲まれている
・上腸間膜動脈も軟部陰影に取り囲まれている

軟部陰影はさらに縮小し、門脈が再開通しました。明らかな遠隔転移がなく、化学療法の有害事象（副作用）に増強傾向がみられたため、その時点で手術（亜全胃温存膵頭十二指腸切開）を行いました。術後合併症もなく症状が改善し、術後23日で退院されました。

コラム

ＥＵＳを使用した新しい治療――免疫療法

まだ実用化されていませんが、超音波内視鏡（ＥＵＳ）を使った膵がんの新しい治療法が研究されています。ＥＵＳで体内の組織を採取できるのなら、その場所に薬剤を注入することも可能なはずです。身体の中央にある膵臓にはこれまで薬剤を直接注入できませんでしたが、それが可能になったわけです。抗がん剤や新薬などの注入といった、ＥＵＳを用いた種々の治療法の試みが世界的に行われています。そのひとつ、樹状細胞注入療法を紹介しましょう。

樹状細胞注入療法とは、膵がんの患者のリンパ液を採り、それをもとに特別な免疫機能をもった「樹状細胞」をつくりだし、ＥＵＳを用いて膵がんに注入します。それに効果があるかどうかを科学的に証明することは難しく、残念ながら、まだ臨床応用するには至っていません。将来的には標準的な治療になる可能性もあります。

ただ現状では、この治療法は、これまでの手術、抗がん剤治療、放射線療法を行っても、残念ながら良くならない場合に試す「第四」の治療法です。あくまで、これが免疫療法の位置づけなのです。免疫療法は身体に優しいという宣伝から、これまでの治療を受けずに一足飛びに免疫療法に進んでしまう人が時々いますが、残念な結果に終わることがほとんどです。

日本は幸運にも国民皆保険であり、医療費のほとんどを国が負担しています。たとえば１人の治療で１千万円かかる抗がん剤であっても、保険が適用されます。免疫療法にそれだけの効果があるのなら、膵がん治療の専門施設で真っ先に取り入れられているはずです。行われていないのはまだ効果が科学的に証明できていないことにほかなりません。免疫療法を行っている診療所もありますが、免疫療法を希望する人は、このようなことを理解したうえで受けていただきたいと思っています。

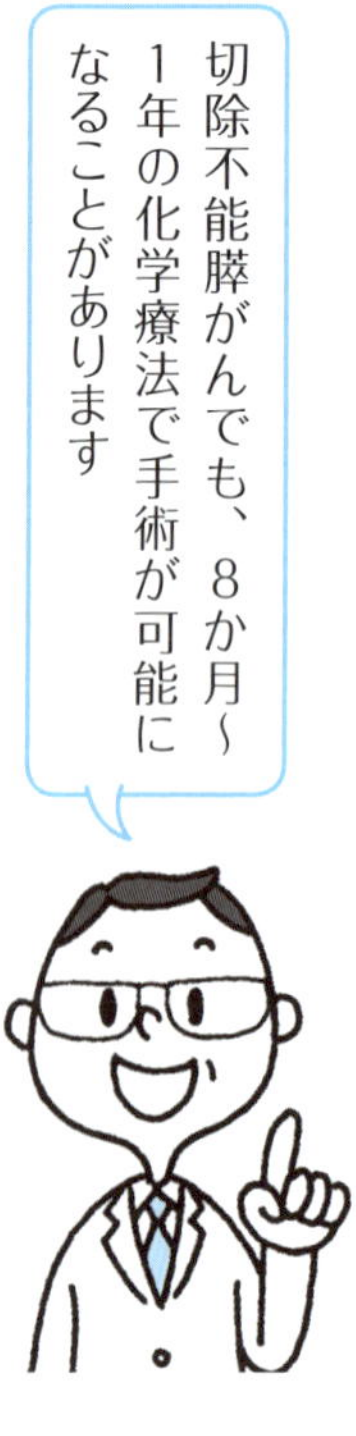
切除不能膵がんでも、8か月〜1年の化学療法で手術が可能になることがあります

第5章

膵臓の病気 3

——膵腫瘍

1 囊胞性膵腫瘍

最近、膵がんと並び、囊胞性膵腫瘍という病名をよく耳にするようになってきています。それは、検診や人間ドック、あるいは別の病気の診断で、超音波、CT、MRI検査などを受け、偶然発見されることが増えているからです。これは膵臓に袋（囊胞）ができる病気で、自覚症状はありません。埼玉医科大学国際医療センター消化器外科でも、「膵臓に水が溜まっている」と紹介されてくる患者さんもまれではありません。手術の適応となる腫瘍で、良性と悪性があります。まずは、良性か悪性かを診断して、治療法を検討します。

57ページに膵腫瘍の分類を示しましたが、おもな膵腫瘍について説明します。

(1) 膵管内乳頭粘液性腫瘍（IPMN）

嚢胞性膵腫瘍のなかではもっとも多く、膵臓から十二指腸に消化液を流す膵管に、ブドウの房のような腫瘍ができるものです。IPMNは2種類に分けられ、腫瘍が主膵管全体にわたっているもの（主膵管型）と主膵管の枝にできるもの（分枝型）があります（図31）。

手術を行うかどうかは、ガイドラインで決まっていて、主膵管型がすべて手術の適応となる一方、分枝型は条件によって手術の適応となります（図31～34）。

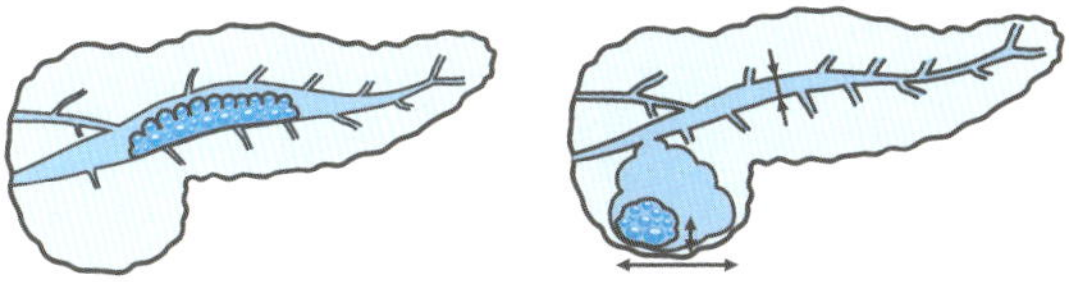

図31　IPMNの手術適応
主膵管型（左）：全例手術適応
分枝型（右）：・閉塞性黄疸を伴う
・造影される充実性成分
・主膵管径 10㎜

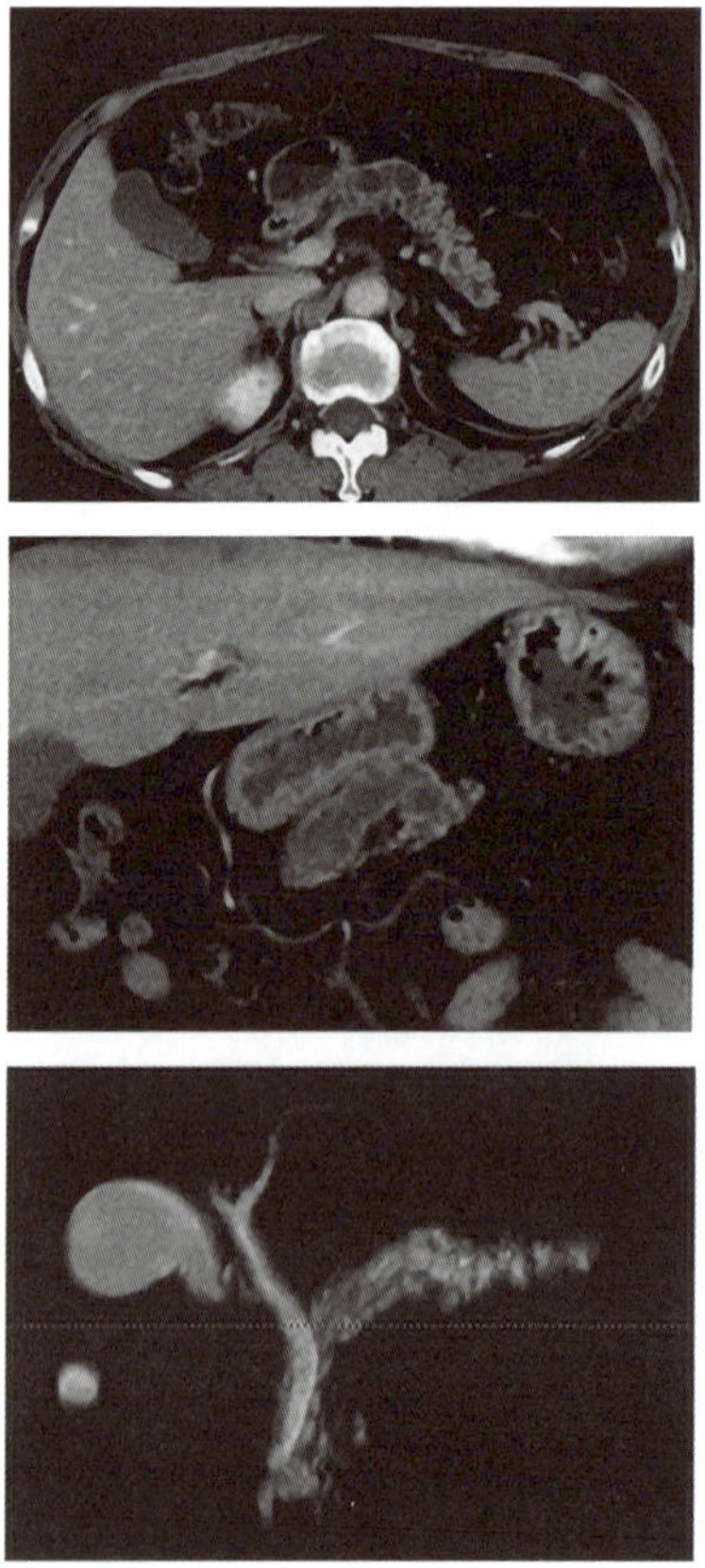

図 32　主膵管型 IPMN の MRI 画像

画像では主膵管が非常に太くなっていることがわかる。手術では膵臓全体を切除すること（全摘）が多い

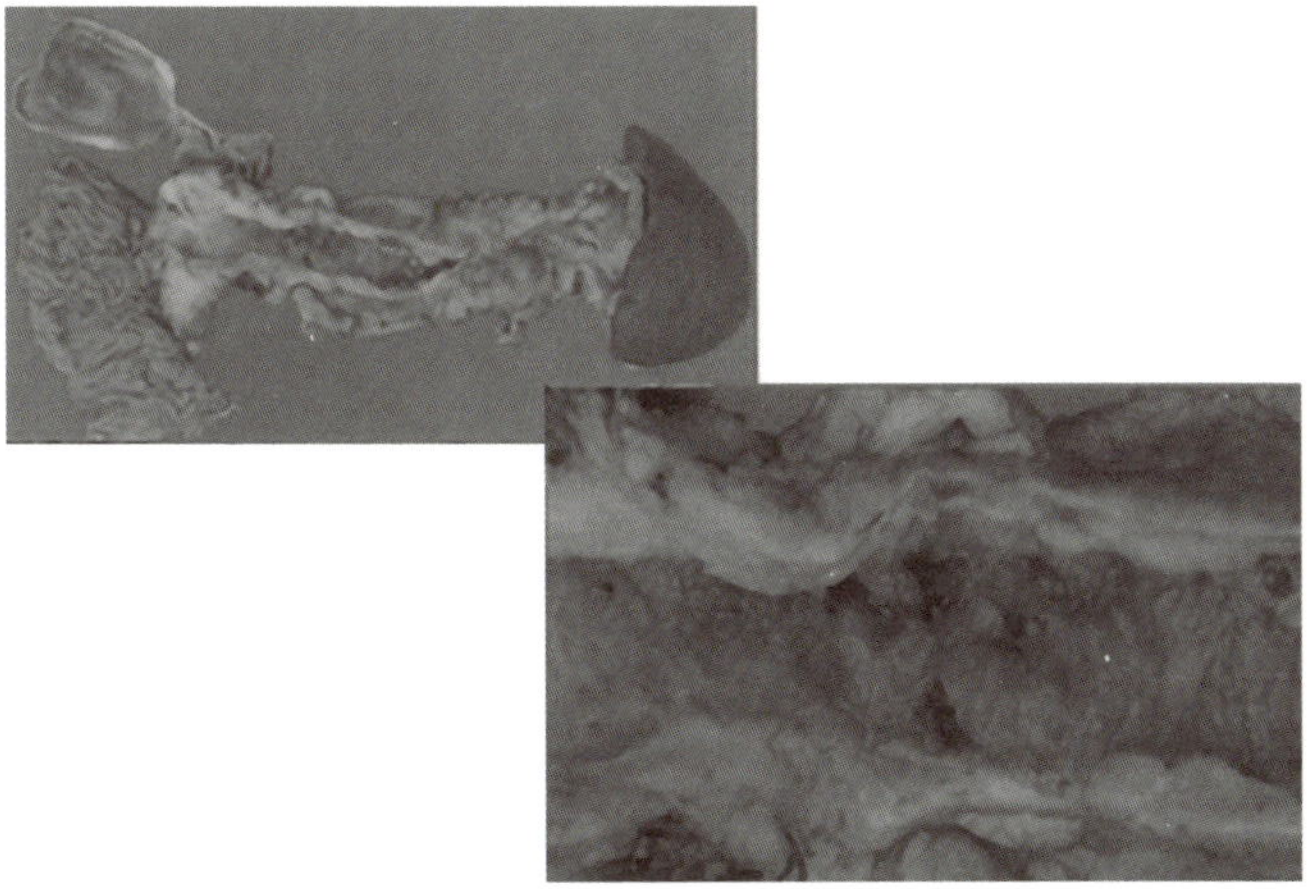

図 33　切除された主膵管型 IPMN

右にみえる脾臓も含めて切除（左上）。
主膵管の中にモヤモヤと隆起した腫瘍がみえる（右下）

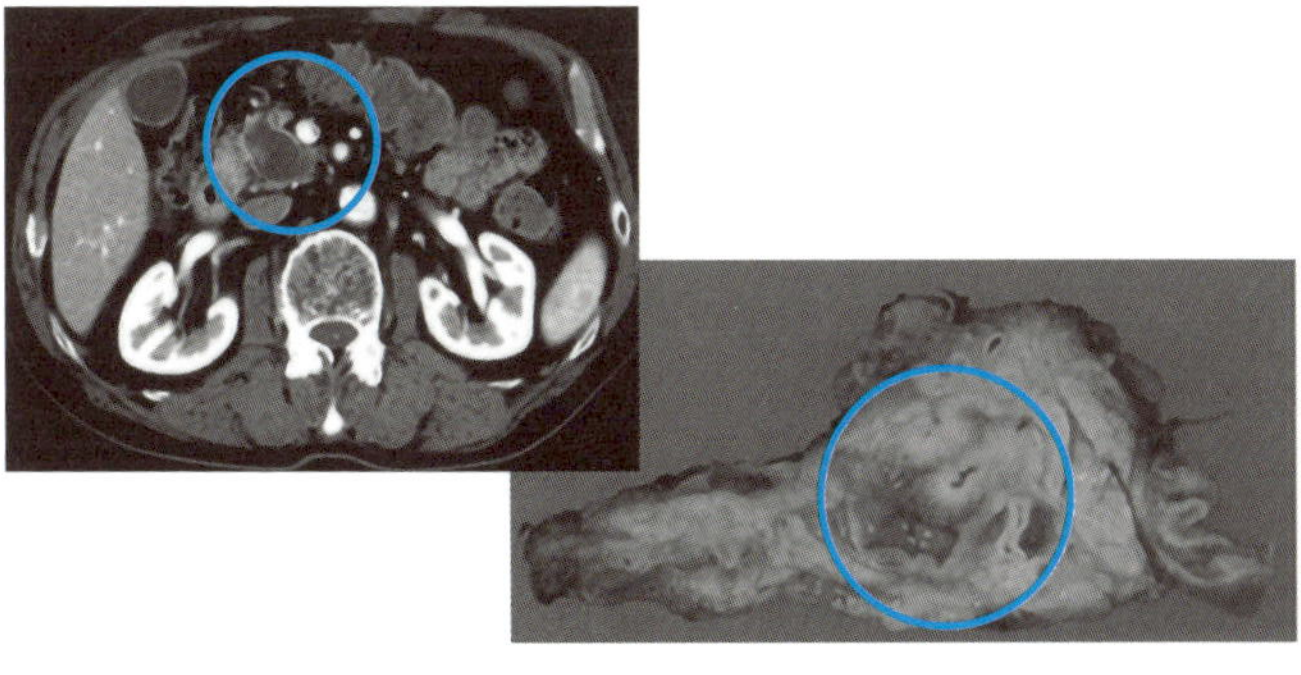

図 34　分枝型 IPMN の CT 画像（左上）と切除された腫瘍（右下）

CT 画像では膵臓の頭部のところに造影剤が溜まっており、腫瘍があることがわかる。
切除された腫瘍では乳頭上、膵臓の頭部の壁が厚くなっていることが認められる

コラム

ＩＰＭＮの治療方針

ＩＰＭＮは、膵臓から十二指腸に消化液を流す膵管にブドウの房のような腫瘍ができる病気です。その腫瘍中で膵液ではない粘っこい液が産生されるため、粘液性の腫瘍という名前がついています。

発見されても良性のことが多く、ほとんどの人が天寿を全うされます。ただ、ごくまれにがんに移行してしまうことがあります。確率的には宝くじに当たる程度ですが、ＩＰＭＮが発見された場合には定期的にＣＴ、ＭＲＩ、ＥＵＳなどの検査を受け続けてください。

画像検査で見えるブドウの房中に何もなければ、全体の大きさが3㎝を越えて5㎝程度になっても良性です。一方、ブドウの房中にポリープのようなものができてくると、悪性化している可能性がありますので、治療が必要になります（図35）。

ＩＰＭＮは、ほとんどが良性で、がんに移行するのが1万人に1人程度とされています。それでも、がんに移行しない9999人も定期的に検査を行っていくのが、世界的なコンセンサスになっています。ＣＴ検査を受ける際の標準的な基準では、1㎝以下の嚢胞が2〜3年に1回、1〜2㎝の嚢胞は2年間にわたり毎年行い、大きさに変化がなければ以降2年に1回、3年に1回と検査間隔を延ばしていく、2〜3㎝の嚢胞にはＥＵＳを3〜6か月後に行い、以降はＥＵＳとＭＲＩを交互に行いながら間隔を延ばしてみていく、そして5㎝の場合にはさらに細かい間隔でみていくというようになっています（図36）。ただ、

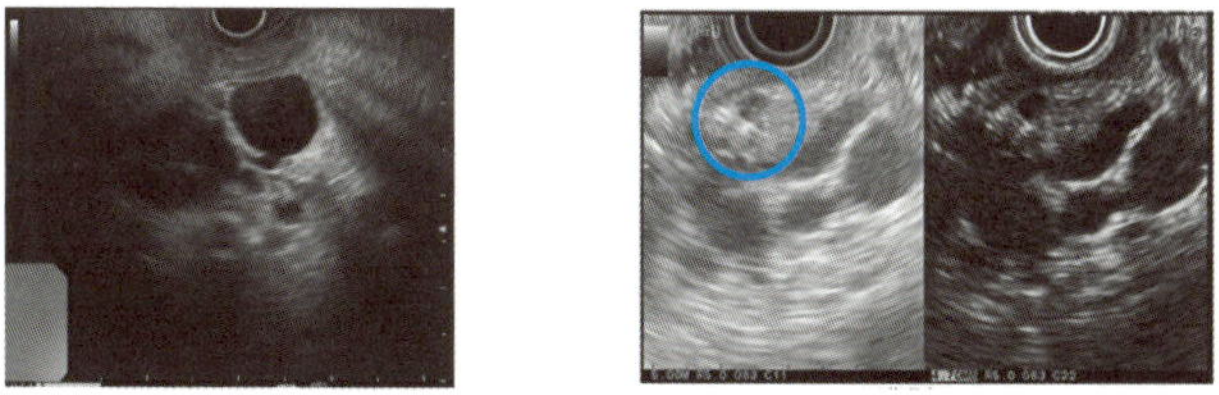

図 35　IPMN の造影 EUS 画像

良性のもの(左)とは異なり、悪性のもの(右)ではブドウの房中にポリープ(◯印)がみえる

医師により種々の考え方があるので、より頻繁に、たとえば半月に1回のCTやMRI、さらに半年に1回のEUSの検査を行うことを必要とする医師もいます。

　嚢胞の大きさごとに分かれた治療方針は、世界でもっとも細かく厳重に経過をみるといわれている日本人医師が率先して作成したものです。そのため、世界でもっとも厳しい基準といえます。一方、米国消化器学会

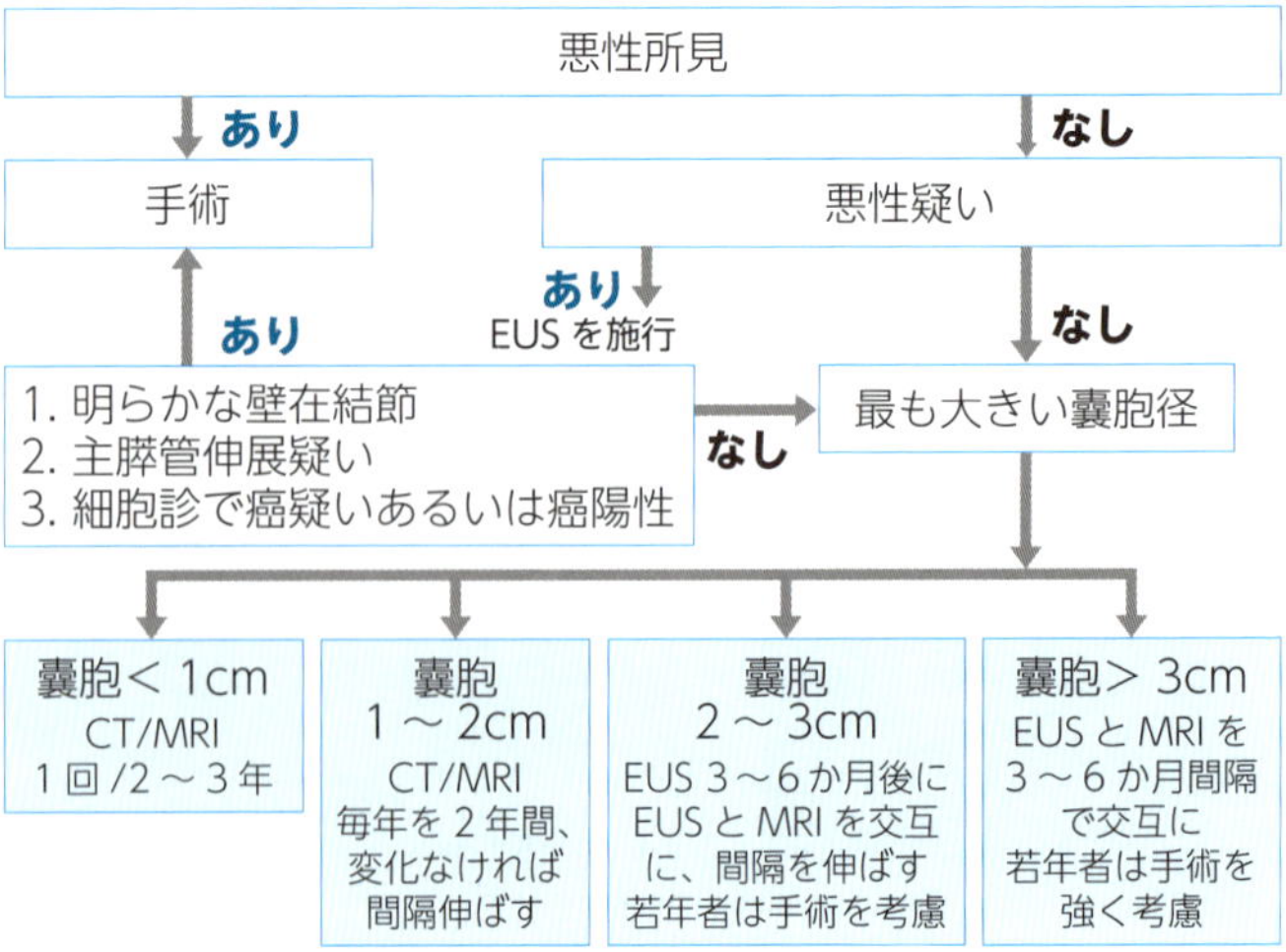

図36　分枝型IPMNの治療方針選択

（AGA）の考え方は、MRI検査を受けた患者で膵嚢胞性病変が発見されるのは100人中15人、このうちがんに移行するのは1万人に1人、膵管がんになるのは1万人に1・7人というなかで、この1人を発見するために、嚢胞をもつ全員に放射線被爆を続けさせるのはどうかという疑問を呈しています。

たしかに、この問題は患者にとっても医師にとっても悩みの種となるところで、実際、膵臓の外来を受診される患者さんの半数以上がすでに何年間も嚢胞の形も大きさも変わらないという人なのです。この点で米国のガイドラインは、嚢胞の大きさにかかわらず、2年間隔でスクリーニングを行って変化がなければ5年後に打ち切ってよいとしています。ただし、これを正しいといっているわけではないので、今後、検証していかなければなりません。また、MRI上で疑いがあるときには、膵臓手術の経験の豊富な施設でのみ手術を行い、「浸潤がん」や「上皮異形成」が特定されなければ、術後観察を中断してよい、としていることも、米国のガイドラインの特徴です。

(2) 粘液性囊胞腫瘍（MCN）

膵臓の尾部（左から右へと細くなり脾臓に接している部分、図31参照）にできることが多く、前述のブドウに対してオレンジにたとえられる形の腫瘍です。尾部の腫瘍は頭部にできるものに比べて手術の安全性が高いため、可能なかぎり切除を推奨しています。ただ、1～2cmの小さいものは経過観察をすることもあります（図37～39）。

(3) 漿液性囊胞腫瘍（SCN）

漿液性囊胞腫瘍は、それほど多くみられる腫瘍ではありません。良性のものが多く、「悪性で

・MCNの浸潤がんの頻度……15％未満
・4㎝未満で壁在結節のないMCNに悪性例の報告はない

診断時ほとんどの患者は比較的若年である
浸潤がんへ進展するリスク
膵体尾部に多い

↓

可能なかぎり切除が推奨
壁在結節のないサイズが4㎝未満のMCN……縮小手術（分節手術、脾温存膵体尾部切除）が可能

図37　MCNの切除適応

あった」と報告されたものは世界でもわずか数例です。そのため、外来でＳＣＮの確定診断がつけば、基本的に手術をせずに経過観察となって、切除されることは減少しています。ただし、種々の検査法を駆使しても悪性腫瘍ではないという診断がつかない場合には、切除することもありえます。また、脳腫瘍などの場合と同様、たとえ良性であっても腫瘍が大きくなり周囲の臓器や血管を圧迫するようになれば、切除することになります（図40）。

(4) SPN（Solid-Pseudopapillary Neoplasm）

ＳＰＮを和訳した病名はまだありません。通常の膵がんほど予後が悪くなく、切除すれば治る可能性が非常に高い腫瘍です。しかし、放置すると遠隔転移を起こすことがあり、寿命に関わることもあるため、しっかりと診断を行ってから手術を実施しています（図41）。

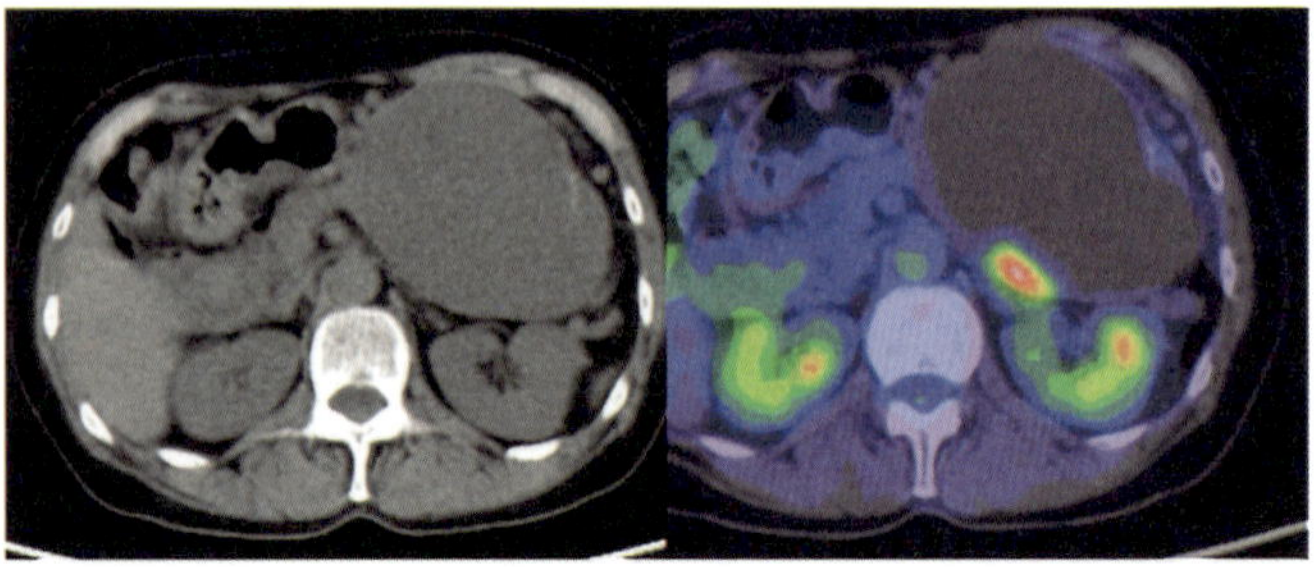

図38　MCNのCT画像（左）とPET画像（右）

PET画像では膵臓尾部の比較的大きい腫瘍部分に薬剤が取り込まれて光っている。悪性のMCNで脾臓とともに切除された

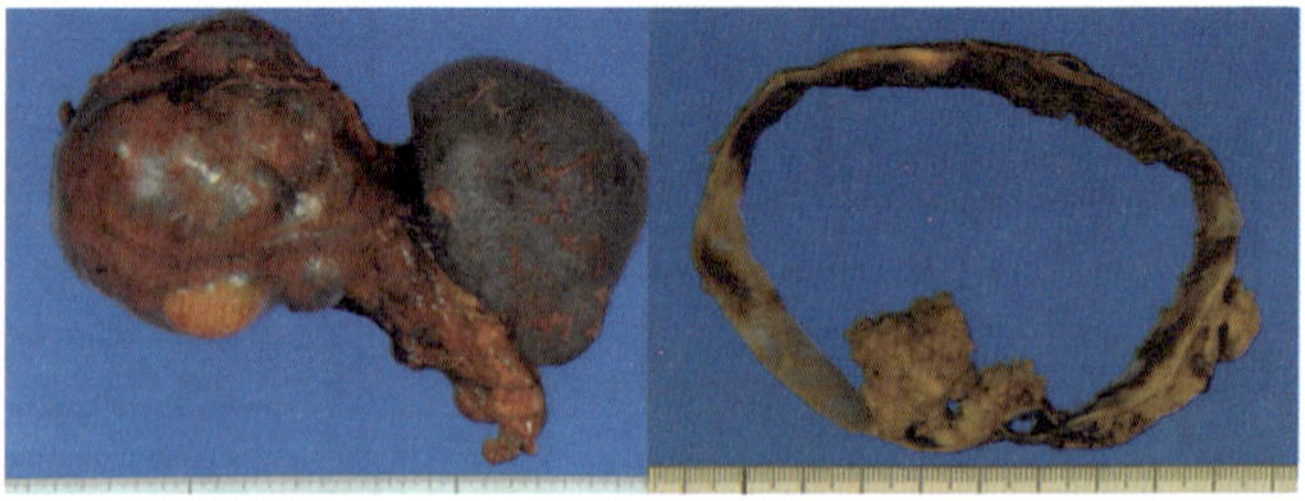

図39　図38の切除された腫瘍：比較的大きい腫瘍（左写真左）と脾臓（左写真右）、および腫瘍の割面（右写真）

PET画像で光っていたところに腫瘍がある

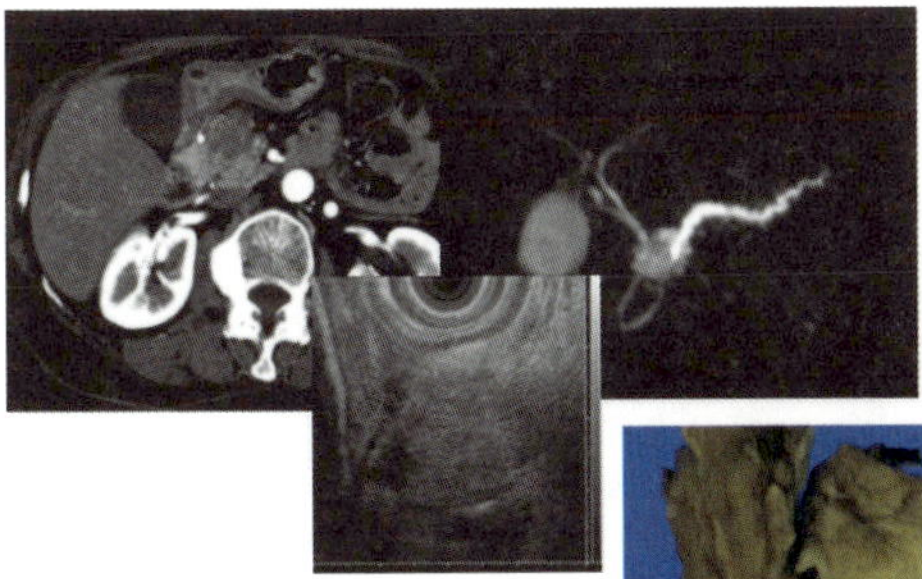

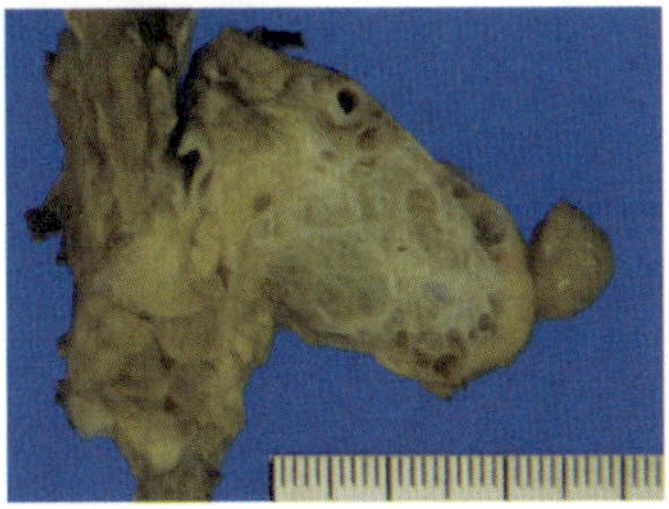

図 40　SCN の画像（左）と切除された腫瘍（右）

切除した腫瘍の断面はヘチマのように網目状であった

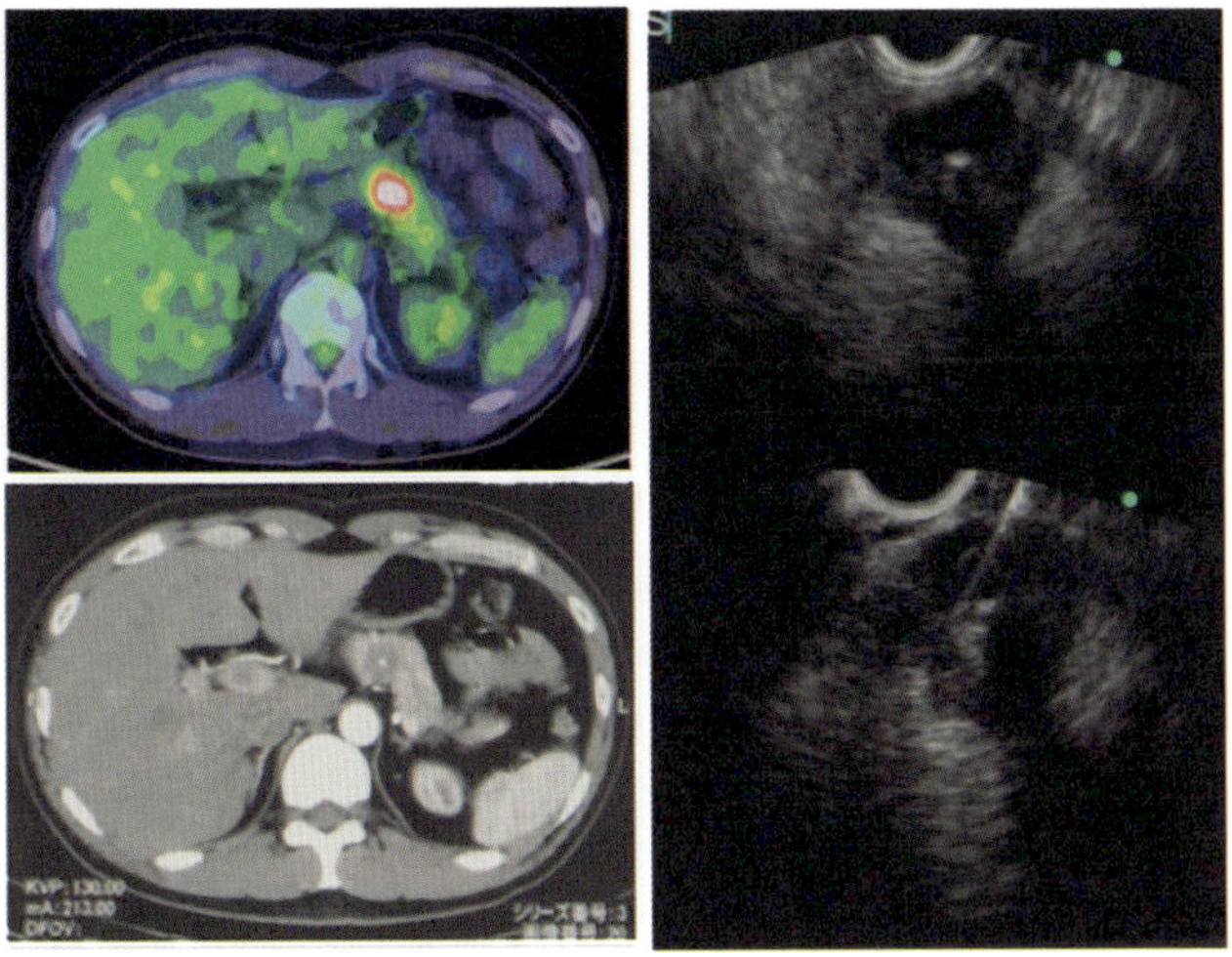

図 41　SPN の画像

PET 画像では腫瘍に造影剤が取込まれている（左上）。EUS-FNA（右）で組織を採取し、確定診断がついたうえで手術を行った

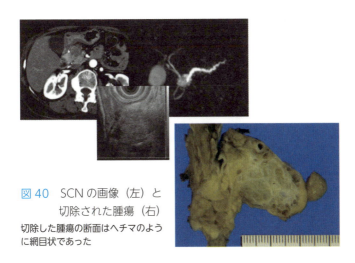

2 神経内分泌腫瘍（ＮＥＴ）

神経内分泌腫瘍は最近、心臓外科で話題となっている腫瘍で、日本では２０１５年にようやく『膵・消化管神経内分泌腫瘍（ＮＥＴ）診療ガイドライン』ができました。そのため、医師のなかにも認識があまり広まっていないかもしれません。神経内分泌細胞が由来となる腫瘍で、以前はカルチノイドと呼ばれていましたが、現在、その用語は使用されていません。消化管や肺などさまざまな臓器にみられる腫瘍で、特に40代で直腸に発生することが多く、膵臓にもできやすいとされています。発生率は人口10万人あたり６人以下とされる希少腫瘍ですが、そのわりには日常診療でよく遭遇するようになりました。最近は画像診断の進歩によって、以前なら見過ごされてしまうような小さい腫瘍も発見されることが多くなったことが、その理由のひとつと考えられます。

治療は手術で切除することが最良ですが、薬物治療として、「エベロリムス」、「スニチニブ」、「ストレプトゾシン」、「ソマトスタチンアナログ」など、治療薬が多数開発されています。治療法がどんどん進歩していて、なおかつ予後の良い腫瘍なので、手術前に的確に診断をつけることが重要になっています。

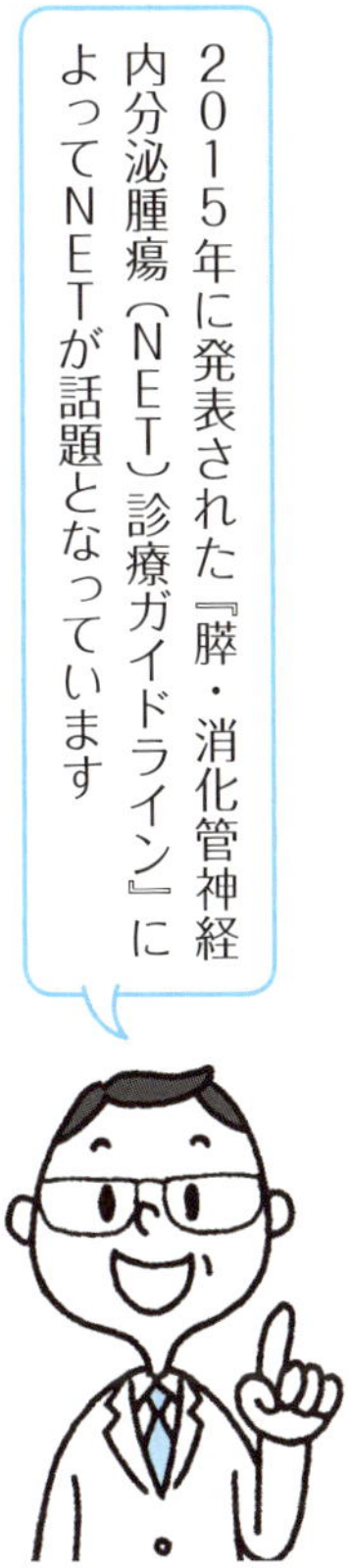
２０１５年に発表された『膵・消化管神経内分泌腫瘍（ＮＥＴ）診療ガイドライン』によってＮＥＴが話題となっています

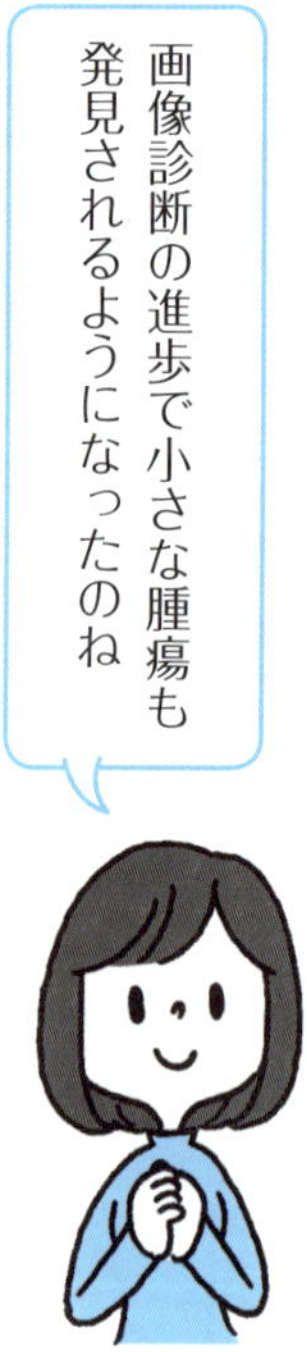
画像診断の進歩で小さな腫瘍も
発見されるようになったのね

第6章

膵臓の外科的治療

膵臓の外科手術の方法（術式）には非常に多くの種類があります。膵臓や周辺の臓器のいろいろな場所を切開して、どのような順番で縫合して再建するかによって、多様な組合せができます（表6）。膵臓のどの部分を切除するか（切除術式）では、埼玉医科大学国際医療センターでもっとも多く行われているのが「膵頭十二指腸切除術」、次に多いのが「膵体尾部切除術」で、そのほか「膵中央切除

表6　膵臓外科手術術式

●切除術式の種類	・（全幽門輪温存）膵頭十二指腸切除 ・亜全胃温存膵頭十二指腸切除 ・十二指腸温存膵頭十二指腸切除 ・膵体尾部切除 ・膵全摘術 ・膵中央切除 ・膵部分切除 ・その他
●再建術式の種類	・I 型　胆管、膵、胃の順に吻合 ・II 型　膵、胆管、胃の順に吻合 ・III 型　a. 胃、膵、胆管の順に吻合 　　　　b. 胃、胆管、膵の順に吻合
●膵再建法の種類	・膵空腸吻合 ・膵胃吻合 ・膵十二指腸吻合 ・膵膵吻合

術」、「膵全摘術」なども行われています（図42）。

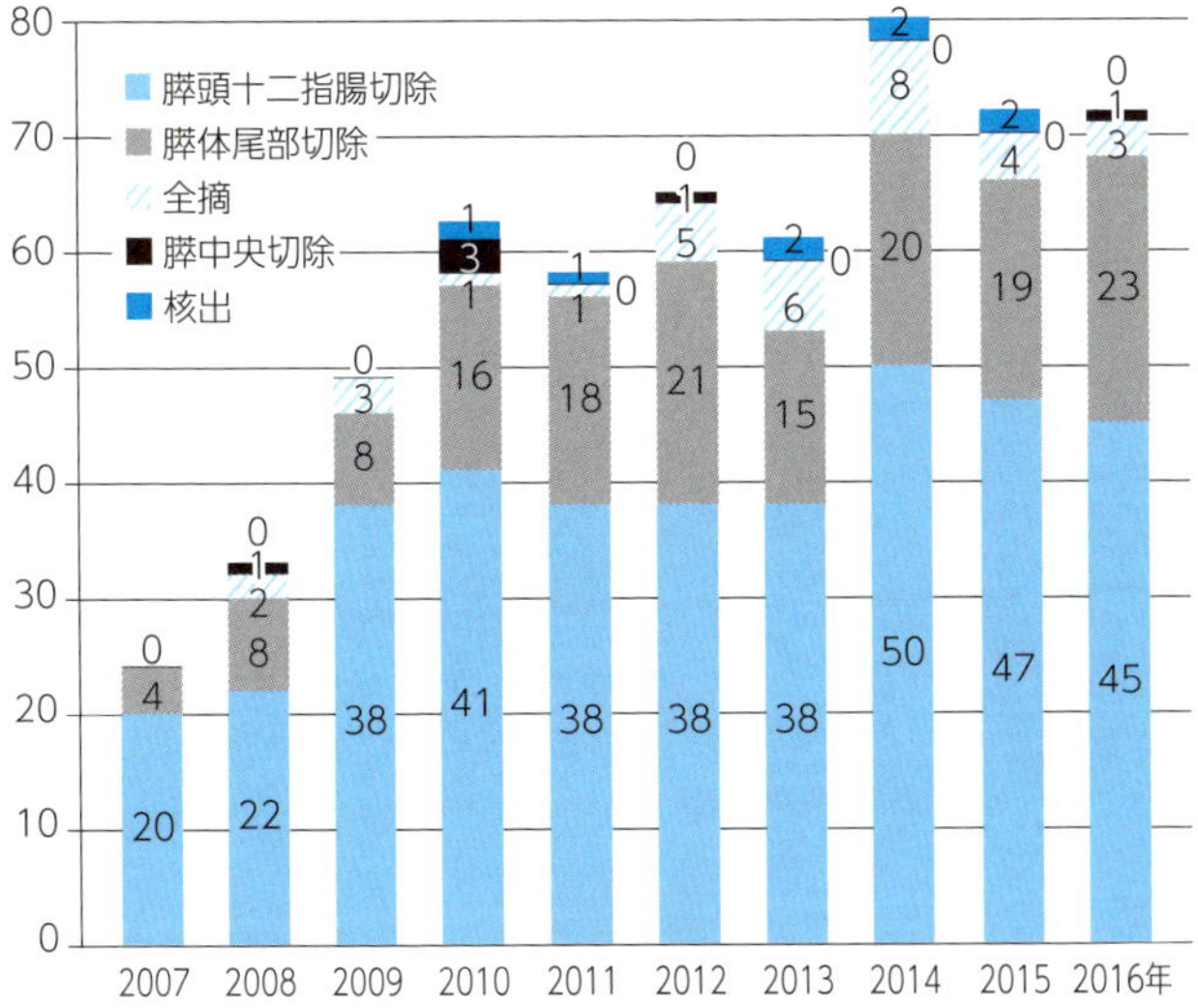

図42　膵切除術式年次推移（埼玉医科大学国際医療センター）

1 膵頭十二指腸切除術

膵頭十二指腸切除術は代表的な術式で、膵臓の頭部を切除するものです。膵臓、胆管、その先の小腸、十二指腸というように切断していき、小さな部分に分けます。断片が、膵臓、胃、胆管、小腸といくつもできます（図43）。それらをどのように組合せるかにはいくつかの方法があります。「チャイルド（Ｃｈｉｌｄ）変法」という代表的な再建法では、膵臓と小腸をつなぎ、次に胆管と小腸をつないで十二指腸

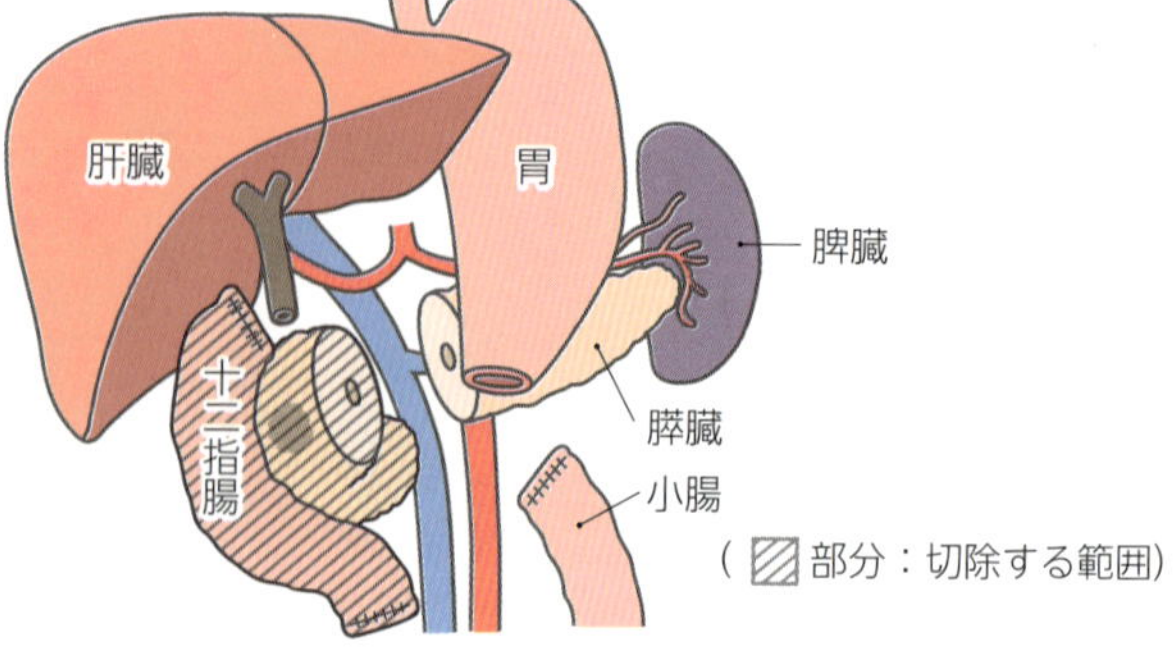

図43　膵頭十二指腸切除術

を残すことが多く、そして十二指腸と小腸をつなぎます。この方法で特徴的なのは、胃をまっすぐに下ろして小腸とつなぐ（垂直吻合）ので、胃が少し左に寄ったような状態になることです（図44）。また、大腸を前面に移すので、胃もかなり前のほう、つまり腹部の壁のすぐ下にきます。このため、手術後は、熱いものを食べたときにその熱が腹部の壁に伝わり、腹部が熱くなると感じる患者さんもいらっしゃいます。

膵臓の頭部を切断するときには、

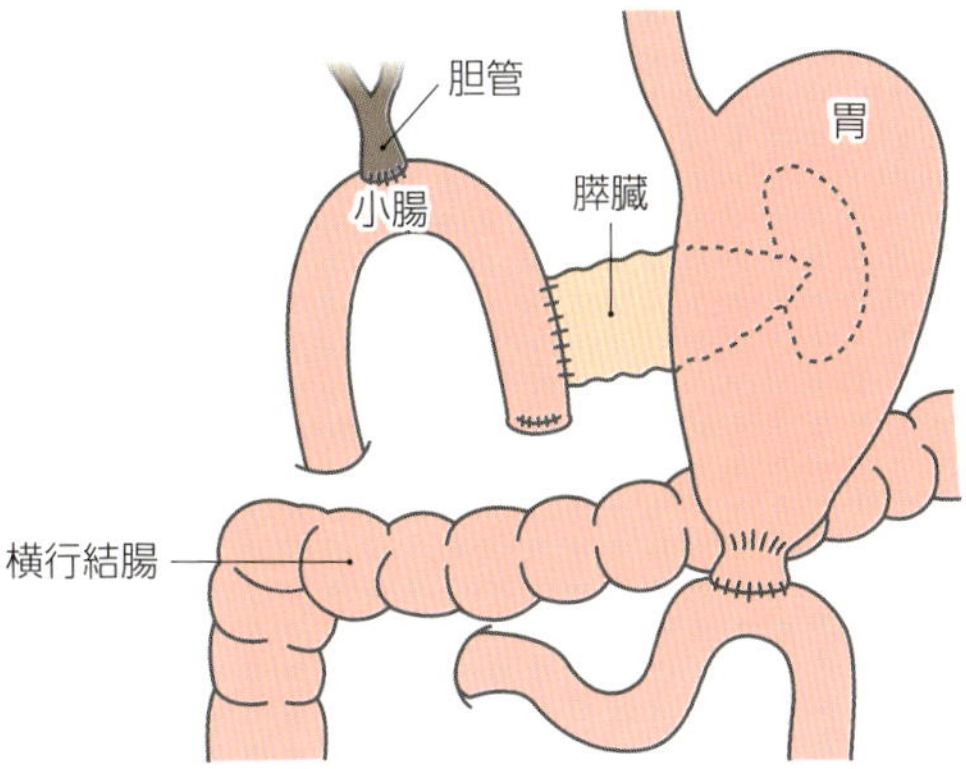

図44　幽門輪温存膵頭十二指腸切除術における再建法
胃が十二指腸から切り離され、真下の小腸とつながれるため、左側（向かって右側）に寄った状態になる

膵臓周囲の血管の裏にある神経をしっかりと切除します。また、膵臓中を通っている膵管は、実際には解剖図のようには太くないことが多く、探すのにかなりの時間をかけて、ようやく注射針の先端が入っていける程度の太さの膵管が見つかることも多いのです（図45）。そのような細い膵管と消化管を縫合する手術になるので、ある程度の熟練が必要となり、医師はいろいろな工夫をしています（図46）。もっとも重要なのが膵臓と小腸をつなぐところで、手術がうまくいくかどうかに直接関わってきます。膵臓は非常に柔らかく、豆腐のような印象なので、縫う時に締め過ぎると

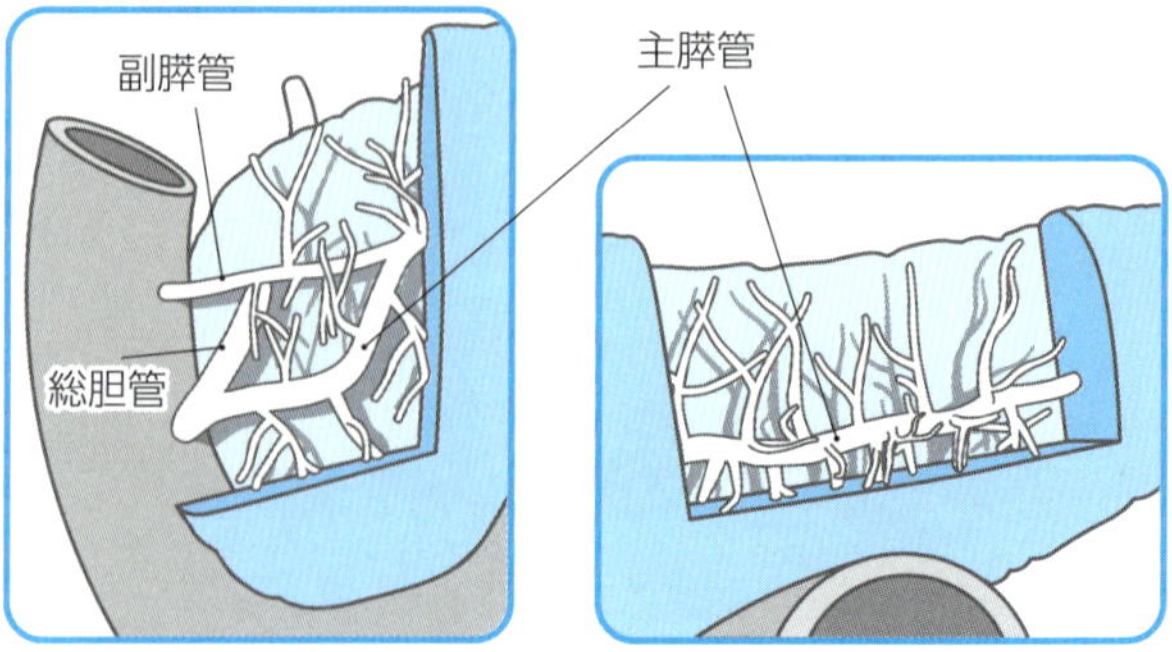

図45　膵管（左：膵頭部、右：膵体部）
実際にはなかなか見つからないほど細いことが多い

糸がめり込んでちぎれてしまったり、膵液が針穴から漏れてしまったりすることが起こります。そのあたりの手加減が難しく、医師が非常に神経を使うところです。その後に小腸と小腸をつなぐのです。

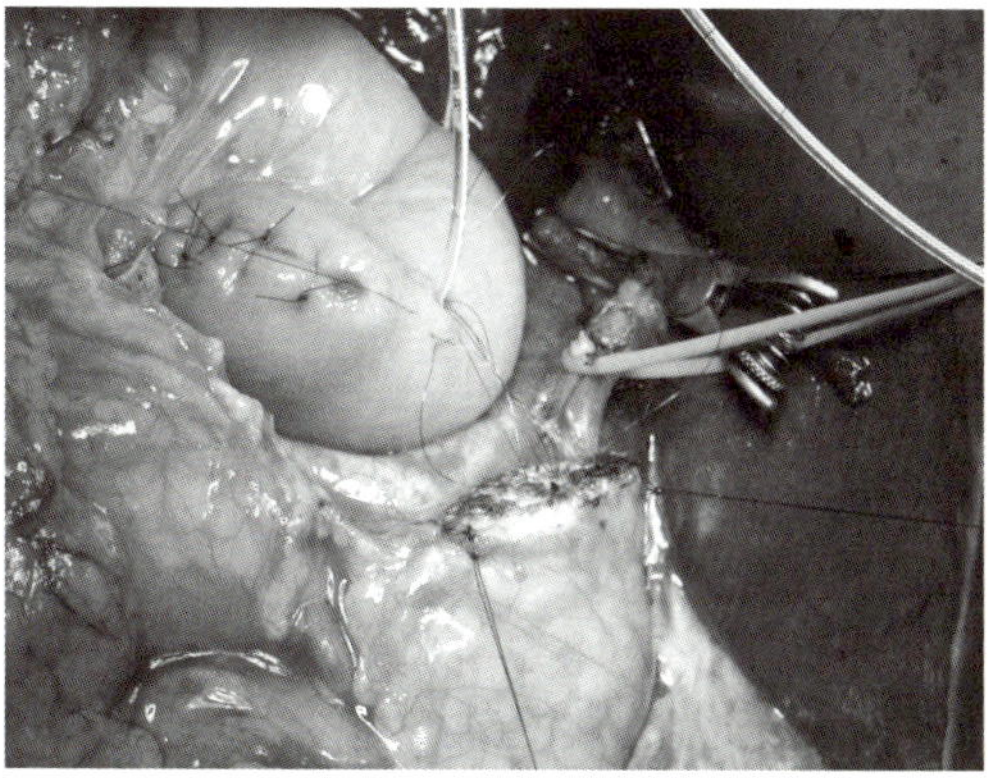

図 46　膵頭十二指腸切除術におけるパラシュートテクニックを用いた細径膵管に対する膵管空腸吻合術
(Okamoto K, et al. Hepatogastroenterology 2011; 58: 1025-8.)
パラシュートを寄せるようにして、膵管と消化管を縫い合わせていく

2

膵体尾部切除術

膵体尾部切除術も代表的な術式のひとつです。脾臓の脾動脈を切断し、膵臓の尻尾側（膵体尾部）を切除するものです（図47）。施設によってさまざまな方法で

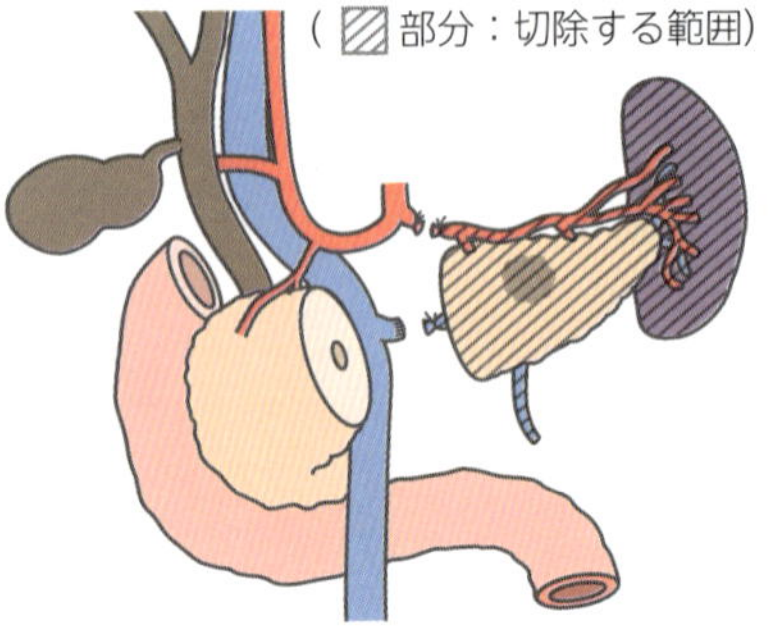

図47　脾合併膵体尾部切除術

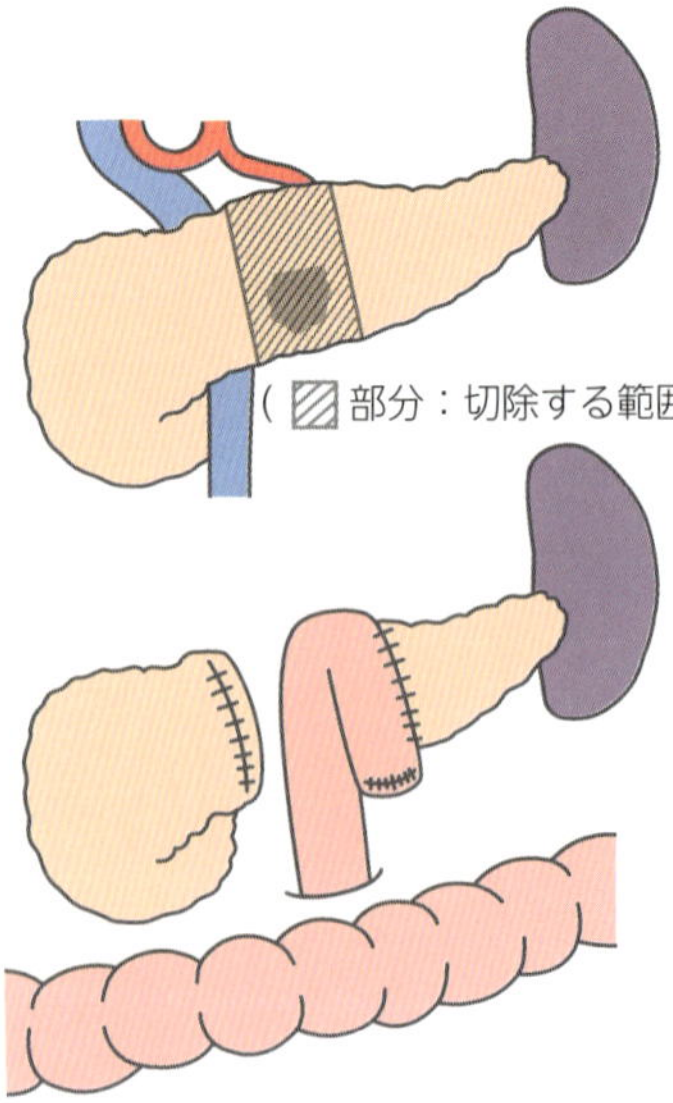

図48　膵中央切除術

行われていて、合併症が比較的少ないと思われる方法のひとつに、軟らかい膵臓を崩してしまわないようにプレート状のものを巻いて、その上から「自動縫合器」という機械を通して自動的に切断とホッチキス止めを行い、その後にハサミで切って臓器を取り出すというものがあります。

3 膵中央切除術

まれに行われる術式で、膵臓の頭部と尾部を残すものです（図48）。「リンパ節郭清」が不十分となる、つまりリンパ節が残ってしまう可能性があるため、悪性腫瘍の場合にはあまり行うことができません。リンパ節転移が絶対にないという腫瘍にのみ適応になります。

4 残膵全摘（膵全摘術）

残膵全摘（膵全摘術）とは膵臓を全部摘出しまう手術です。腫瘍が広範囲に浸潤している「主膵管型ＩＰＭＮ」のような場合には初めから膵臓全体を切除することが多いです。そのほかに「膵頭十二指腸切除」や「膵体尾部切除」を行った後、膵臓の残った部分に新しく腫瘍ができたために、この手術を行うことがあります。

この手術は、以前は危険性が高いものでした。手術自体が難しいだけでなく、術後管理も多くの注意が必要でした。手術に成功しても退院が困難だったり、退院後に救急搬送されて戻ってきたりしました。現在は、薬物治療の進歩により術後管理が格段に向上し、術後の問題は小さくなっています。

第7章

術後合併症と日常生活上の留意点

1 術後合併症

いくつかの特徴的な合併症があることも、膵臓の外科手術の難易度を高めています。手術前の説明の半分以上が合併症に関するものとなっています。患者さんに合併症に関して十分に説明し、理解してもらっています。

(1) 膵液漏（膵液瘻）（膵漏）

術後の最大の問題は膵臓と小腸の縫合せた部分から膵液が漏れ出る膵液漏（ろう）です。これにより感染が引き起こされ、術後の出血につながります。膵液漏は対応がもっとも困難な合併症で、医師にとって術後の最大の懸念となっています。膵液漏が生じた場合には、臨床症状が現れないグレードAからＩＣＵ（集中治療室）

管理や再手術が必要になるグレードCまで、3段階に分類し、その後の対応を検討します。膵頭十二指腸切除術施行後は約40%、膵体尾部切除術施行後は約10%と、程度の差はあるものの膵液漏が生じています。膵臓手術では避けて通れない合併症となっています（図49）。

(2) 術後出血

膵液が漏れ出すと出血が起きるので、血管造影により場所を特

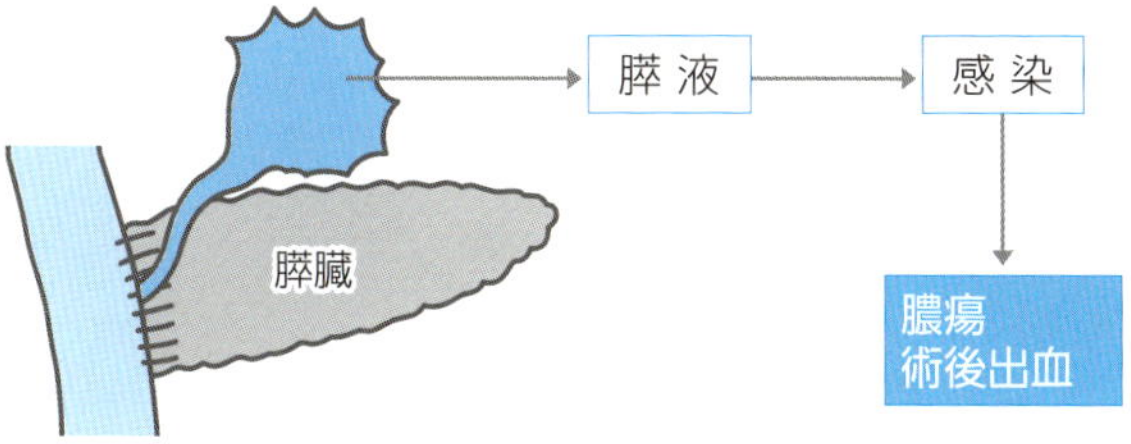

ドレーン排液量にかかわらず、血清アミラーゼ値の3倍以上の排液アミラーゼ値が3日以上持続するもの

グレードA：臨床症状なし
グレードB：感染徴候はあるが保存的治療が可能
グレードC：腹腔内出血や敗血症を併発するなど、重篤なものでICU管理や再手術を要するもの

国際基準（Bassi C, et al. Postoperative pancreatic fistula: an international study group (ISGPF). Surgery 2005; 138: 8-13.）

図49　膵液漏

膵頭十二指腸切除術施行後に膵液漏がまったく起きない人は6割程度に過ぎない

定して止血しなければなりません。これを迅速に実施できることが、膵臓手術の実施施設では求められます（図50）。

(3) 遅延性胃内容排泄遅延（DGE）

もうひとつの重大な合併症は遅延性胃内容排泄遅延で、食べ物が胃には入るものの先には進まずに、気持ちが悪くなって全然食べられなくなるという状態です。現在の手術では、基本的に胃を全部

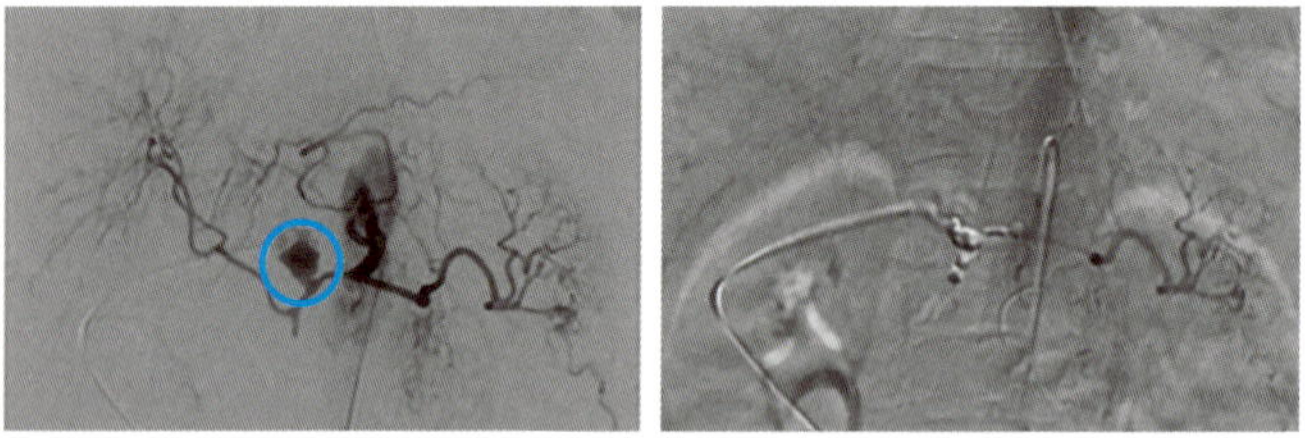

総肝動脈本幹の出血に対してIVR施行

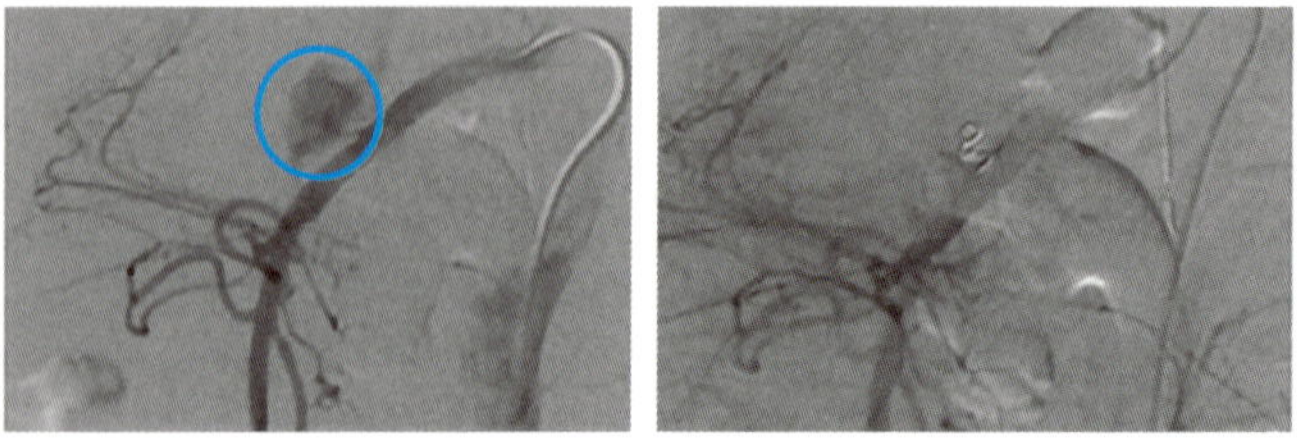

下膵十二指腸動脈からの出血に対してIVR施行

図50　腹腔内出血（○印）に対する画像下治療（IVR）

残します。これは、長期的にみて栄養状態の面で利点があると考えられている一方、短期的にみると手術後には胃が伸びきったような状態となり、なかなか食事を摂れるようにならないという欠点があります。この合併症も程度によってグレードA、B、Cに分けて判断していきます。

手術後に、患者さんの約20％に程度の差はあるもののDGEが起きています。術後

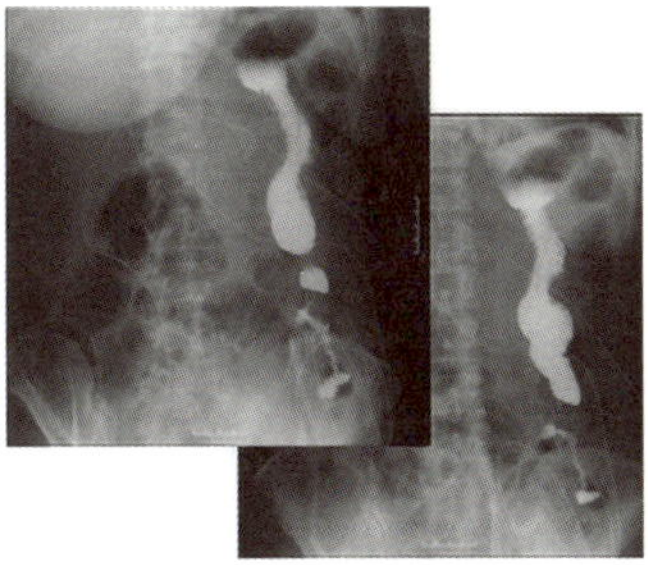

・DGE なし
・58 歳、女性
・膵頭部がん
・全胃温存膵頭十二指腸切除術
・食道胃接合部より十二指腸空腸吻合部通過時間58秒
・術後在院日数 12 日

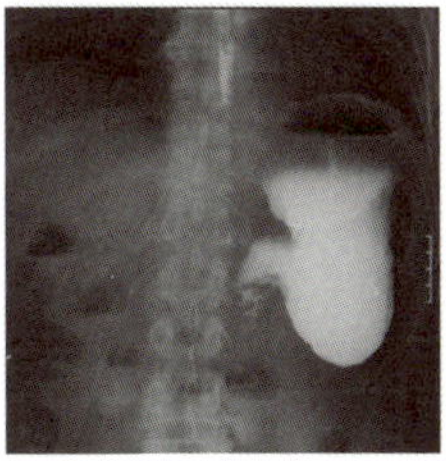

・DGE グレード A
・61 歳、男性
・下部胆管がん
・全胃温存膵頭十二指腸切除術
・食道胃接合部より十二指腸空腸吻合部通過時間 224 秒
・術後在院日数 41 日

図 51　術後透視検査

DGE がない人（左）では造影剤が滞りなく流れていくのに対し、DGE が起きている人（右）では十二指腸切除後の胃が左（向かって右方向）に寄っていて曲がったところから先へ造影剤がなかなか入っていかない

に胃中での物の流れをみる検査（術後透視検査）を行うと、ＤＧＥがない患者さんでは造影剤が8秒程度で胃を通過するのに対し、ＤＧＥが起きている患者さんでは２２４秒かかるというデータがあります（図51）。

この合併症が起きなければ、患者は早期退院が可能となります。しかし、起きてしまった場合には食事の開始時期が遅くなるために入院が長引き、なかには１００日以上となることも少なくありません。

(4) 吻合部潰瘍

吻合部潰瘍とは、手術によって切断した面のつなぎ目の先にできる潰瘍のことです。十二指腸にある「Ｓ細胞」から分泌される「セクレチン」というホルモンには、胃酸を抑える（胃酸の分泌を促進するホルモン「ガストリン」の分泌を抑制する）働きがありますが、その十二指腸が手術で切除されるので胃酸が過剰に分泌されるようになります。このため、術後には胃薬を服用してもらいます。それは、胃酸を抑えないと潰瘍をつくってしまう懸念があるからです（図52）。

(5) 糖尿病

膵臓がなくなることで血糖の調節に必要なインスリンが分泌できなくなるため、また、膵臓を全摘しない場合でもインスリン分泌が少なくなるために、糖尿病を発症することがあります。

(6) 脂肪肝

脂肪肝も医師にとっては非常に気がかりな合併症です。大別すると、インスリン分泌機能

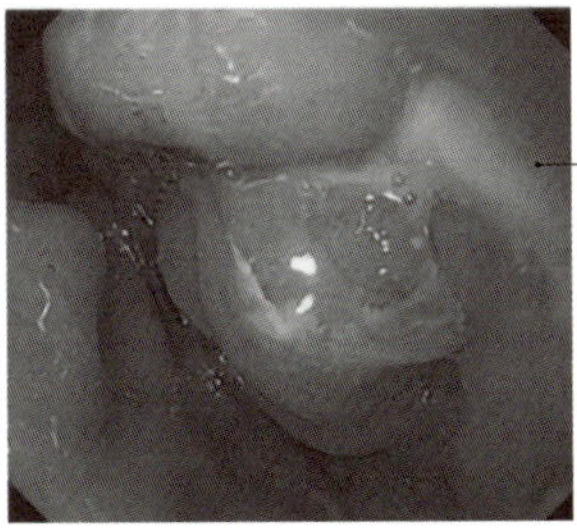

図52　吻合部潰瘍

胃酸を多く分泌する胃体腺領域は残るが、十二指腸が切断されるために胃酸を抑えるという負のフィードバックが効かなくなる。そのため、胃酸過多となり、十二指腸空腸吻合部あるいは胃空腸吻合部の先の小腸側に潰瘍が形成される

の低下、消化酵素分泌機能の低下、それから低栄養の三つの連関によって起きます。インスリン分泌の低下によって血糖が増えると、あるいは消化酵素が出なくなって脂肪が吸収できなくなると、肝臓中の糖質が脂肪化し、脂肪が肝臓に蓄積していきます。また、手術後に食事があまり

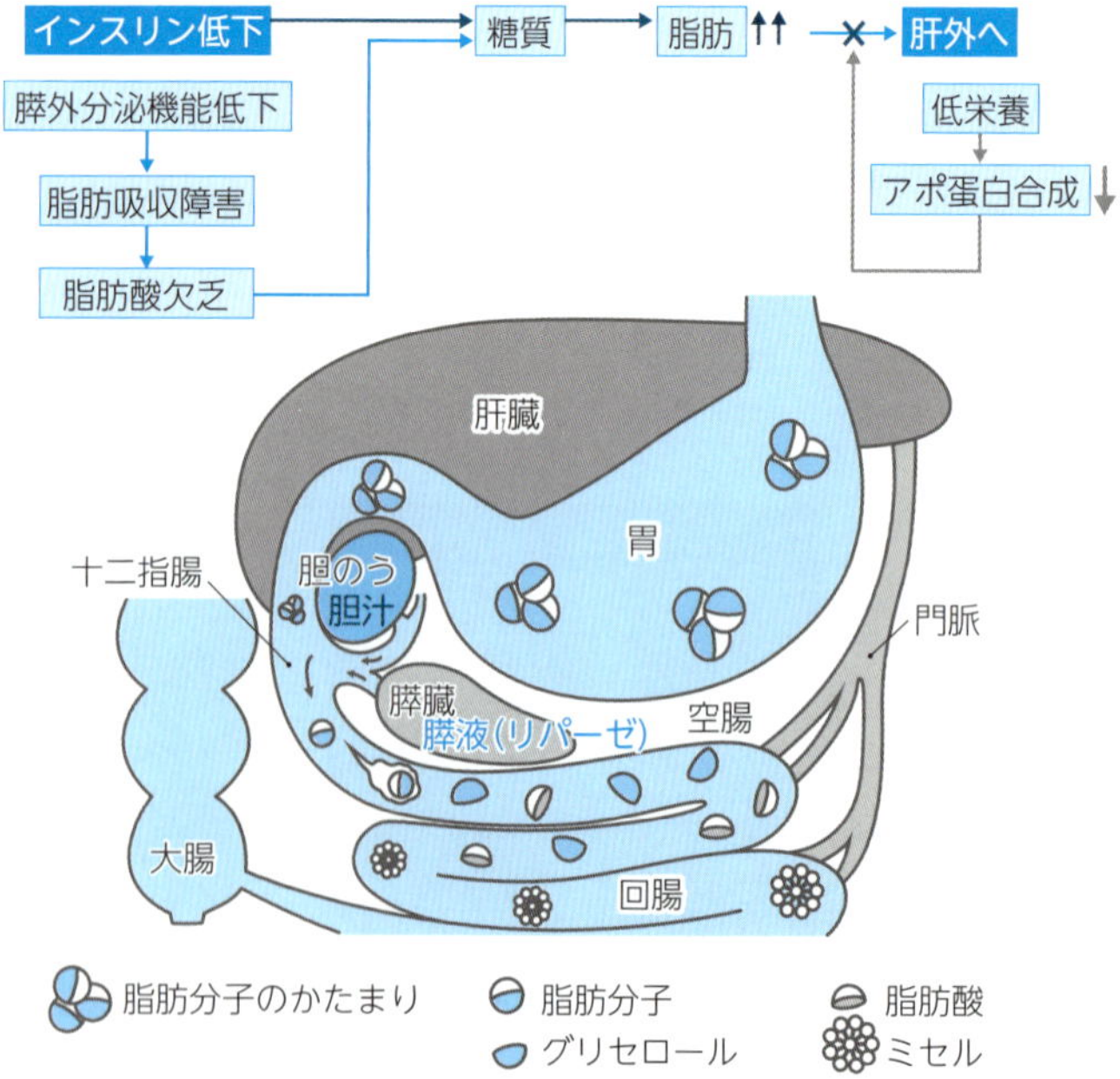

図53　膵臓手術が原因となる脂肪肝

摂れずに低栄養状態になると、肝臓中の脂肪を外に出す「アポ蛋白」という蛋白質の合成が少なくなり、脂肪が肝臓にどんどん溜まることになります（図53、54）。

(7) その他

膵臓手術後に特徴的な合併症として、以上のほかに「胆汁漏」、「消化管縫合不全」、「胆管炎」、「腸閉塞」、「下痢」、「創部感染」などもあげられます。

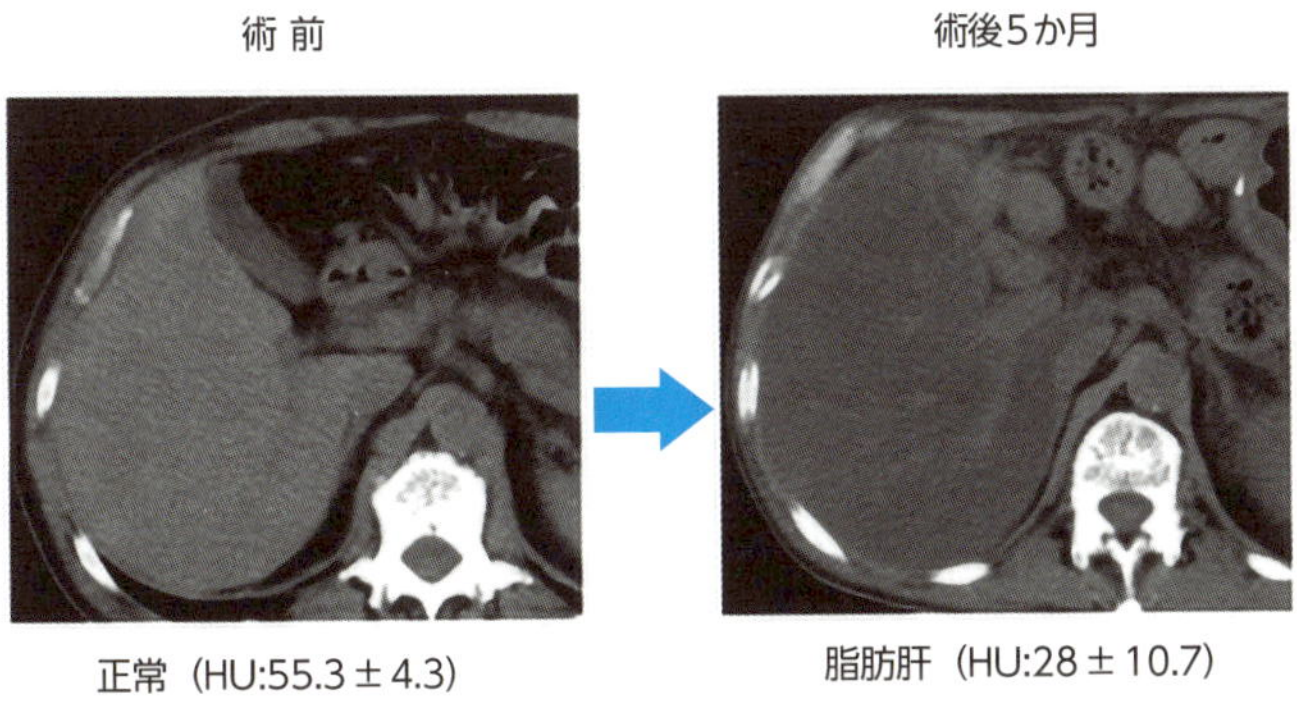

図 54　膵全摘後に発症した脂肪肝
術後 5 か月（右）では脂肪肝のために肝臓が黒く写っている

2 日常生活上の留意点

(1) 血糖管理

膵切除を受けた患者さんでもっとも大事なことは血糖管理になります。糖尿病専門医を受診されるのが望ましく、インスリン注射の自己管理がとても重要です。血糖管理といえば、高血糖に注意が向きがちですが、危険なのはむしろ低血糖発作のほうです。意識障害、意識喪失などが起きることもあり、転倒事故になる可能性もあります。食事内容は日によってさまざまで摂取する糖分に差が出ますから、インスリンの必要量にも違いが出てきます。毎日、決められた量のインスリンを必ず打てばよいというわけではないので、自己管理はかなり困難かと思われます。患者自身での管理が難しい場合には、家族の協力も不可欠です。

(2) 下　痢

下痢が生じたときには、その原因が膵臓の神経を切除したこと（神経叢郭清）にあるのかどうか、それとも膵臓の消化酵素が出なくなったことにあるのかどうかを判断しなければなりません。もっとも簡便な区別の方法は、排便後によく観察することです。もし油脂が浮いていたら、膵臓の外分泌機能が低下し消化酵素の不足を意味しています。下痢症状を治すには、消化酵素の不足を補う薬剤が必要になります。

(3) 胆管炎

食事の摂取量にも留意する必要があり、食べ過ぎると胆管炎になることがあります。また、脱水も胆管炎の原因になりますので、こまめに水分を摂ることが求められます。

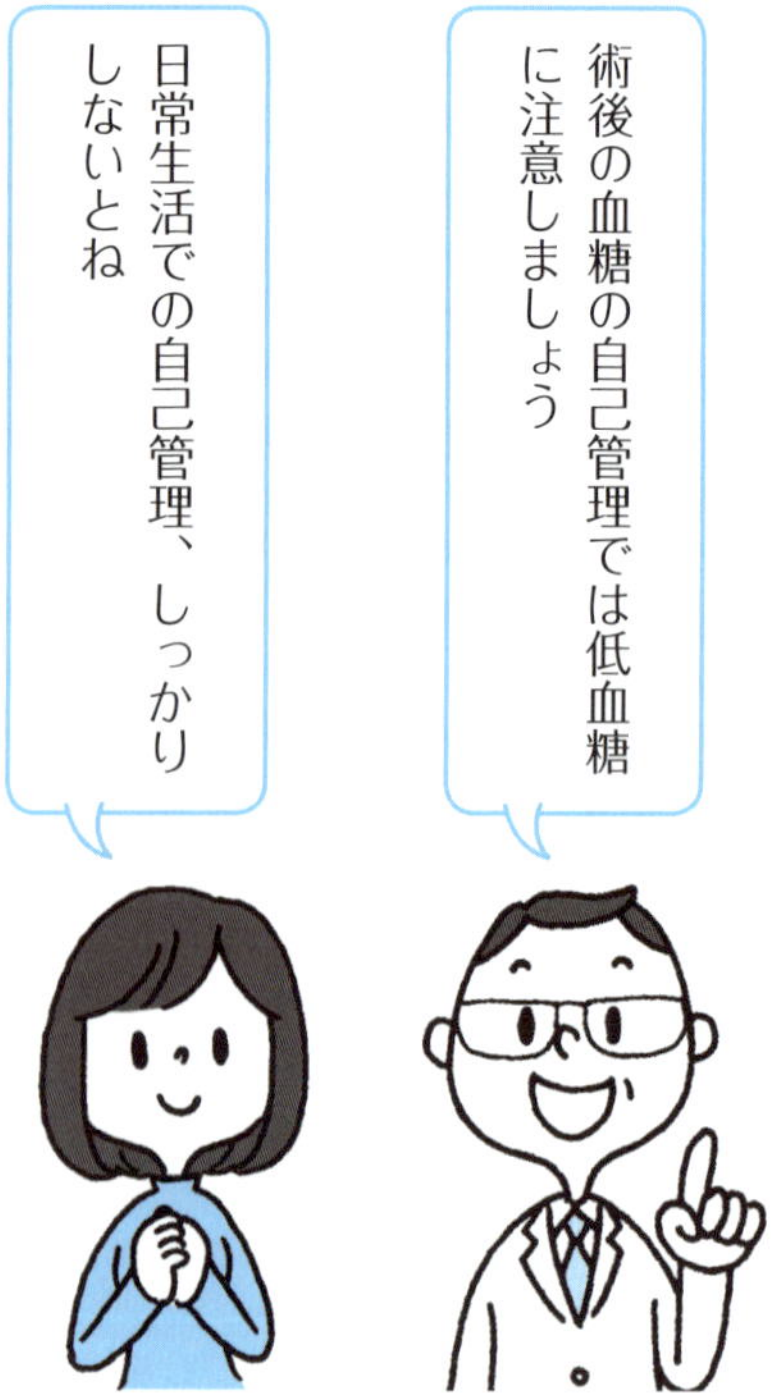
術後の血糖の自己管理では低血糖に注意しましょう
日常生活での自己管理、しっかりしないとね

第8章

安心して膵臓手術を受けるには

1 進歩した術後管理

残膵全摘（膵全摘術）のところで述べたように、薬物治療の進歩により術後管理はとても進歩しました。薬剤により内分泌と外分泌の両面の機能を補える時代が到来して、膵全摘手術の急増がもたらされました。二つの貢献した進歩について説明しましょう。

まず、血糖を調節するインスリン治療が進歩しました。インスリンは、1921年にフレデリック・バンティングにより発見さ

表7　膵内分泌機能管理としてのインスリン治療の進歩

1921年	フレデリック・バンティングによるインスリンの発見
2000年	持効型溶解インスリンの登場 インスリン　グラルギン（ランタス®）の発売 皮下における不安定
2004年	インスリン　デテミル（レベミル®）の発売 持続性が高くピークが少ない
2013年	インスリン　デグルデク（トレシーバ®）の発売 1日1回投与でより平坦なピークのない血糖降下作用を有し、その効果が24時間を超えて持続し、夜間低血糖の発現頻度を低くし、毎日一定のタイミングであればいつでも投与可能な新時代のインスリン

れました。2000年には、一日1回の注射で効果が持続する「持効型」のインスリンが開発され、膵臓を全摘しても膵臓の内分泌機能を補えるようになりました（表7）。膵臓が一日中インスリンを分泌しているように、膵臓がなくても持効型のインスリンによって同じ状況をつくりだせるようになったのです。持効型のインスリンは、開発以来さまざまに改良されてきました。特に「デグルデク（商品名　トレシーバ）」という最新薬は、インスリンの血中濃度を24時間ほぼ一定に維持することができます（図55）。

さらに、消化酵素を出すという膵臓の機

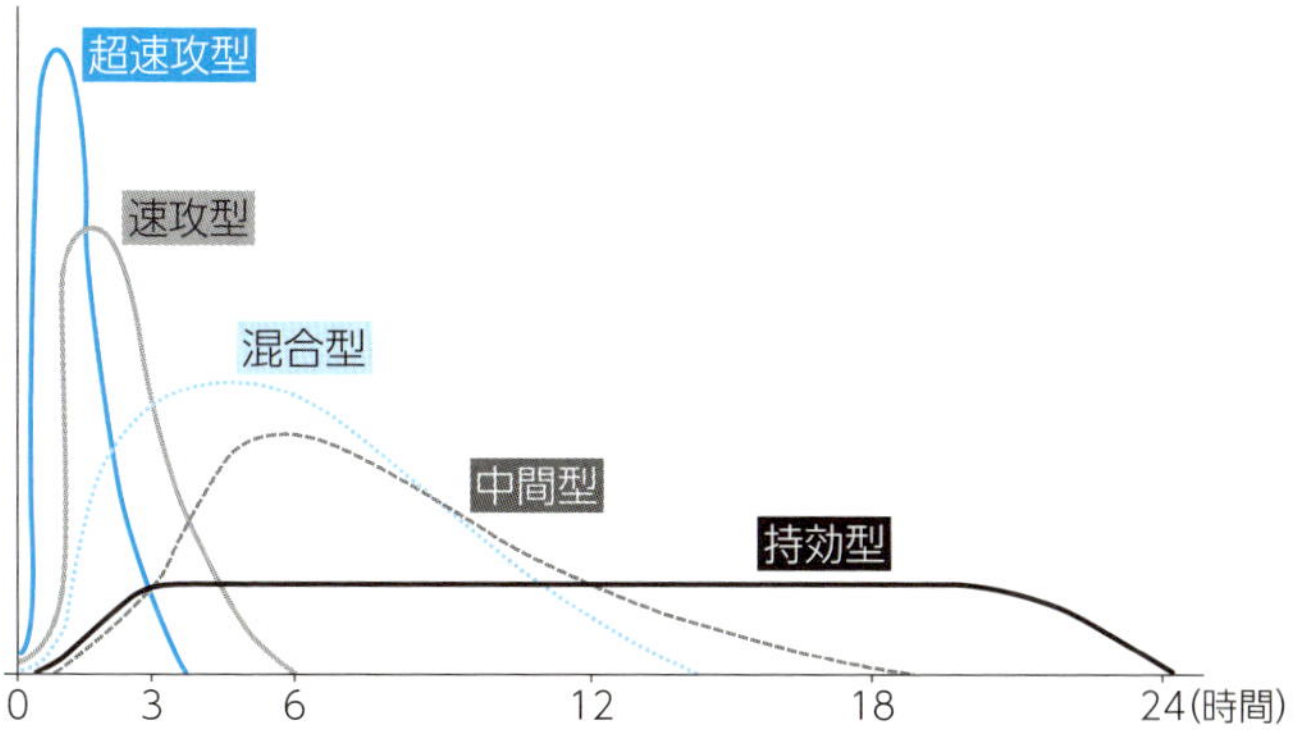

図 55　持効型溶解インスリンの血中濃度

能を補う「膵酵素剤」も進歩しました。以前の膵酵素剤ではなかなか十分な効果が出ませんでしたが、２０１１年に「パンクレリパーゼ（商品名　リパクレオン）」という薬剤が登場したことにより、膵臓の外分泌機能も補えるようになりました。この薬剤の服用により脂肪肝の改善が得られた患者さんも経験しています。

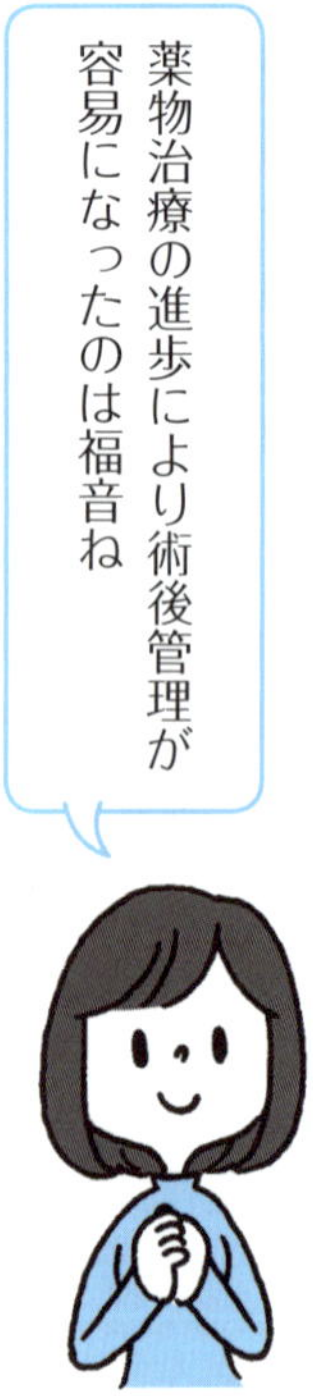
薬物治療の進歩により術後管理が容易になったのは福音ね

2 医療施設の適切な選択

一般社団法人日本肝胆膵外科学会は、「高難度の手術をより安全かつ確実に行うことができる医師を育てる」という趣旨のもと、「日本肝胆膵外科学会高度技能専門医制度」を発足しました。高度技能専門医になるには、高度技能指導医のもと、「修練施設」で経験を積み、認定基準で決められた手術実績数をこなさなければなりません。「修練施設」とは、ある程度専門医がいて十分な教育体制がとられ、手術件数が多い（修練施設Ａ　１年間の手術が50件以上、修練施設Ｂ　30件以上）施設です（表8）。

表８　日本肝胆膵外科学会高度技能専門医制度での修練施設

1）日本消化器外科学会専門医制度指定修練施設に認定されている。
2）高度技能指導医あるいは高度技能専門医が１名以上常勤し、十分な教育体制がとられている。
3）１年間に高難度肝胆膵外科手術を50例以上行っている施設を修練施設（A）、30例以上行っている施設を修練施設（B）とする。

埼玉医科大学国際医療センターは、修練施設Ａに認定されています。

ただし、修練施設であれば必ず安全というわけではありません。この数年、さまざまな医療事故が報じられていますが、そのほとんどが高度技能専門医の施設で起きています。それでは、どのような施設で手術を受ければよいのでしょうか。

一般の人々は、手術を受ける際には何よりもまず専門医がいる施設と考えがちですが、それだけでは十分でないように思われます。専門医という用語には、完成された医師のイメージがあるかもしれませんが、専門医だから熟練しているというわけではありません。専門医になって初めてトレーニングを積み重ねていくので、専門医でも経験に差があります。

その点では、手術件数の多い病院であることはたしかに重要で、医師もそれだけ経験を積んでいて、そのほかの医療スタッフも手術後に何か異変があった場合には即座に気がつくことができます。ここで、もっとも重要と思われるのは、チーム医療がうまく機能している医療施設であることです。内科、外科だけではなく、放射線科、病理、緩和医療、そして、がん患者さんでは約半数の人にうつ症状が生じますので、うつ病に対応できる精神科など、さまざまな診療科によるチーム医療が必要となります。

さらに、見落とされがちなのですが、自宅から近い病院であることは大切です。がん治療では、地域で解決していくことが求められる場面がどうしても出てきます。テレビ出演の多い有名な先生のところで手術を受けても、その後はどうするのかという問題が生じます。名医を求めてしまいがちですが、がん治療にはチームで取り組んでいく必要がありますので、そのような体制が整っている、そしてできるだけ自宅から近い施設で治療を受けることが望ましいと考えています（表9）。

表9　膵臓の手術と治療を安全に受けられる医療施設

- 専門医がいる病院　△
- 手術件数の多い病院　○
- 内科、外科、放射線科、病理医、緩和治療医、精神科医などのチーム医療ができている病院　◎
- 自宅から近い病院　◎

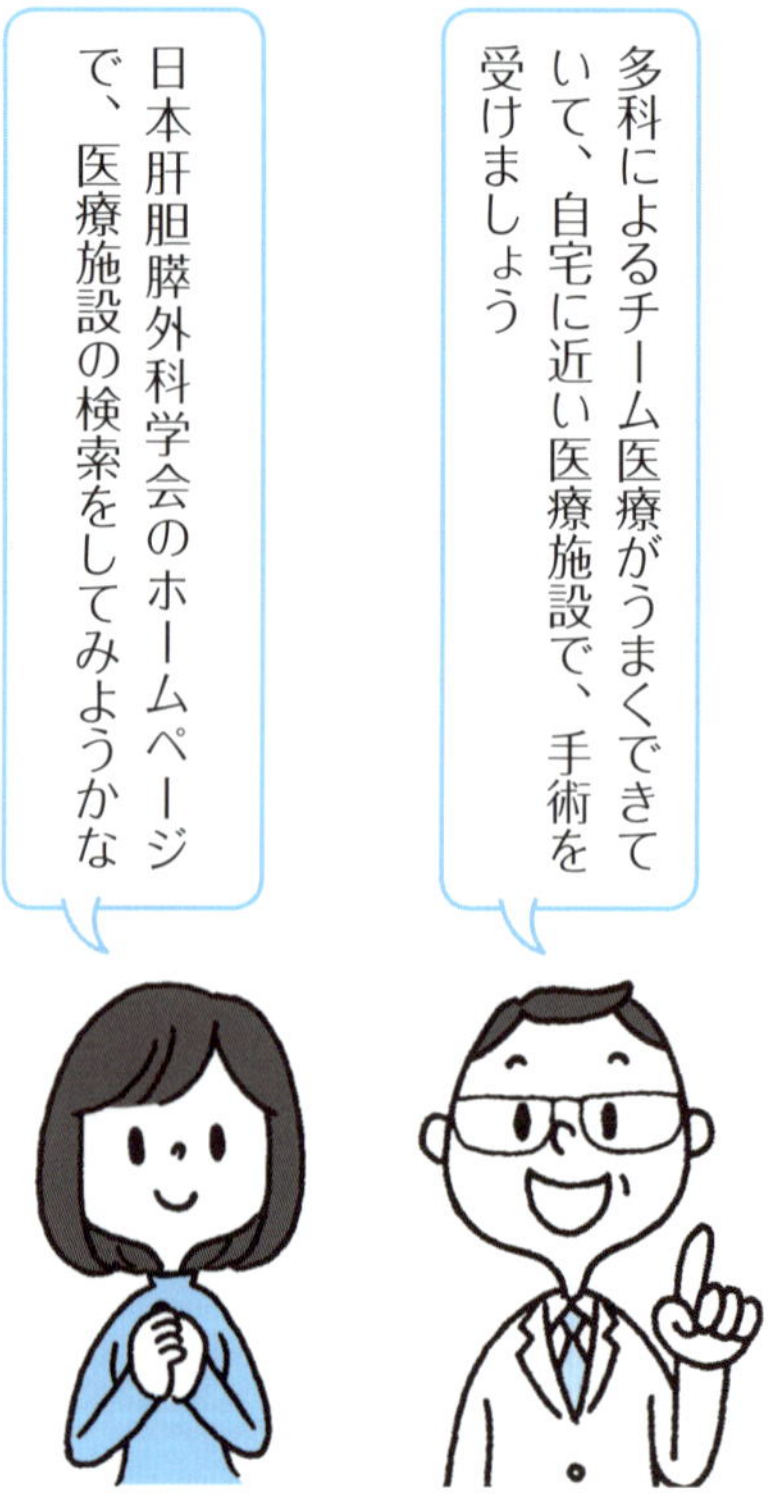
多科によるチーム医療がうまくできていて、自宅に近い医療施設で、手術を受けましょう
日本肝胆膵外科学会のホームページで、医療施設の検索をしてみようかな

【略 歴】

良沢 昭銘（りょうざわ しょうめい）

1991年　山口大学医学部を卒業し、山口大学医学部附属病院に勤務
1997年　山口大学大学院を卒業し、山口県厚生連周東総合病院内科に勤務
2000年　ドイツ・ハンブルク大学内視鏡科に留学
2001年　小倉記念病院消化器科部長に就任
2002年　山口大学医学部附属病院に勤務
2011年　山口大学医学部附属病院講師を経て、昭和大学横浜市北部病院消化器センター講師
2013年　埼玉医科大学国際医療センター消化器内科教授に就任
2014年　埼玉医科大学国際医療センター内視鏡診断治療センター長を兼任し、現在に至る

日本内科学会指導医・専門医、日本消化器病学会評議員・指導医・専門医、日本消化器内視鏡学会評議員・指導医・専門医、日本胆道学会理事・評議員・指導医、日本膵臓学会評議員・指導医、ほか。

岡本 光順（おかもと こうじゅん）

1994年　東京医科大学を卒業し、東京医科大学大学院博士課程に入学
2001年　医学博士となり、東京医科大学外科学第四講座助手となる
2005年　茨城県立中央病院・茨城県地域がんセンター外科医員を経て、医長となる
2015年　埼玉医科大学国際医療センター消化器外科講師、准教授を経て、教授に就任
2017年　埼玉医科大学国際医療センター副院長を兼任し、現在に至る

日本外科学会指導医・専門医、日本消化器外科学会指導医・専門医、日本消化器病学会指導医・専門医、日本消化器内視鏡学会専門医、日本がん治療認定医機構がん治療認定医、日本肝胆膵外科学会高度技能指導医・評議員、日本膵臓学会認定指導医、日本胆道学会指導医、ほか。

膵臓の病気の早期発見・早期治療
“暗黒の臓器”のこと　少し気にかけてみませんか

2019年10月1日発行

著　者　良沢 昭銘、岡本 光順

発行者　須永 光美
発行所　ライフサイエンス出版株式会社
〒105-0014 東京都港区芝3-5-2
TEL　03-6275-1522（代）FAX　03-6275-1527
http://www.lifescience.co.jp/
印刷所　三報社印刷株式会社
デザイン　株式会社オセロ　吉成 美佐

Printed in Japan
ISBN 978-4-89775-398-0　C0047